全民科学素质行动
计划纲要书系

社区科普书系

人生必须知道的健康知识

科普系列丛书

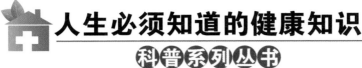

泌尿外科

关注泌尿生殖健康保健

GUANZHU MINIAO SHENGZHI JIANKANG BAOJIAN

郑静晨　总主编

陈湘龙　肖序仁　主编

U0189267

中国科学技术出版社

·北 京·

图书在版编目（CIP）数据

泌尿外科：关注泌尿生殖健康保健/陈湘龙，肖序仁主编. —北京：中国科学技术出版社，2015.7

（人生必须知道的健康知识科普系列丛书/郑静晨总主编）

ISBN 978-7-5046-6925-4

Ⅰ.①泌… Ⅱ.①陈… ②肖… Ⅲ.①泌尿外科学－诊疗 Ⅳ.①R69

中国版本图书馆CIP数据核字（2015）第147584号

策划编辑	徐扬科　谭建新
责任编辑	黄爱群
责任校对	何士如
责任印制	马宇晨
封面设计	周新河
版式设计	潘通印艺文化传媒・ARTSUN

出　　版	中国科学技术出版社
发　　行	科学普及出版社发行部
地　　址	北京市海淀区中关村南大街16号
邮　　编	100081
发行电话	010-62103130
传　　真	010-62179148
投稿电话	010-62176522
网　　址	http://www.cspbooks.com.cn

开　　本	720mm×1000mm　1/16
字　　数	216千字
印　　张	13.5
印　　数	1—10000册
版　　次	2015年7月第1版
印　　次	2015年7月第1次印刷
印　　刷	北京东方明珠印刷有限公司

书　　号	ISBN 978-7-5046-6925-4 / R・1840
定　　价	38.00元

编委会

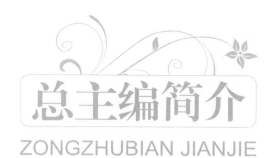

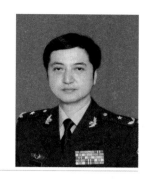

总主编简介
ZONGZHUBIAN JIANJIE

郑静晨，中国工程院院士、国务院应急管理专家组专家、中国国际救援队副总队长兼首席医疗官、中国武警总部后勤部副部长兼武警总医院院长，中国武警总医院现代化医院管理研究所所长。现兼任中国医学救援协会常务副会长、中国医院协会副会长、中国灾害防御协会救援医学会副会长、中华医学会科学普及分会主任委员、中国医院协会医院医疗保险专业委员会主任委员、中国急救复苏与灾害医学杂志常务副主编等，先后被授予"中国优秀医院院长"、"中国最具领导力院长"和"杰出救援医学专家"荣誉称号，2006年被国务院、中央军委授予一等功。

"谦谦为人，温润如玉；激情似火，和善如风"和敬业攀登、意志如钢是郑静晨院士的一贯品格。在他带领的团队中，秉承了"特别能吃苦、特别能学习、特别能合作、特别能战斗、特别能攻关、特别能奉献"的六种精神，瞄准新问题、开展新思维、形成新思路、实现新突破、攻克前进道路上的一个又一个堡垒，先后在现代化医院管理、灾害救援医学、军队卫勤保障、医学科学普及、社会公益救助等领域做出了可喜成就。

在现代化医院管理方面，凭借创新思维实施了"做大做强、以优带强"与"整体推进、重点突破"的学科发展战略，秉承"不图顶尖人才归己有，但揽一流专家为我用"的广义人才观，造就了武警总医院在较短时间内形成肝移植外科、眼眶肿瘤、神经外科、骨科等一批知名学科，推动医疗技术发展的局面。凭借更新理念，实施"感动服务"、"极致化服务"和"快捷服务补救"的新举措，通过开展"说好接诊一句话，温暖病人一颗心"和"学习白求恩，争当合格医务人员"等培训，让职业化、标准化、礼仪化走进医院、走进病区，深化了卫生部提出的开展"三好一满意"活动的实践。凭借"他山之石可以攻玉"的思路，在全军医院较先推行了"标杆管理"、"精细化管理"、"落地绩效管理"、"质量内涵式管理"、"临床路径管理"和"研究型医院管理"等，有力地促进了医院的可持续发展。

在灾害救援医学领域，以重大灾害医学救援需求为牵引，主持建立了灾害救援医学这门新的学科，并引入系统优化理论，提出了"三位一体"救治体系及制定预案、人员配备、随行装备、技能培训等标准化方案，成为组建国家和省（市）救援体系的指导性文件。2001年参与组建了第一支中国国际救援队，并带领团队先后十余次参加国内外重大灾害医疗救援，圆满完成了任务，为祖国争得了荣誉，先后多次受到党和国家领导人的接见。

在推广医学科普上，着眼于让医学走进公众，提高公众的科学素养，帮助公众用科学的态度看待医学、理解医学、支持医学，有效贯通医患之间的隔阂。提出了作为一名专家、医生和医务工作者，要承担医学知识传播链中"第一发球员"的神圣职责，促使医、患"握手"，让医患关系走向和谐的明天。科普是一项重要的社会公益事业，受益者是全体公民和整个国家。面对科普队伍严重老龄化，科普创作观念陈旧，运行机制急功近利等现象，身为中华医学会科学普及分会主任委员，他首次提出了"公众健康学"、"公众疾病学"和"公众急救学"等概念，并吸纳新鲜血液，培养年轻科普专家，广泛开展学术活动，利用电视和报纸两大载体，加强对灾害救援、现场急救、科技推广、营养指导、健康咨询等进行科普宣传，极大地提高了我国公众的医学科学素养。

在社会公益救助方面，积极响应党中央、国务院、中央军委的号召，发扬人民军队的优良传统，为解决群众"看病难、看病贵"及构建和谐社会，自2005年武警总医院与中国红十字会在国内率先开展了"扶贫救心"活动，先后救助贫困家庭心脏病患儿两千余人。武警总医院由此获得了"中国十大公益之星"殊荣，郑静晨院士获得全国医学人文管理奖。2001年，武警总医院与中华慈善总会联手启动了"为了我们的孩子——救治千名少数民族贫困家庭先心病患儿"行动，先后赴新疆、西藏少数民族地区开展先心病儿童筛查，将有手术适应证的患儿转运北京治疗，以实际行动践行了党的惠民政策，密切了民族感情，受到中央多家主流媒体的跟踪报道。

"书山有路勤为径，学海无涯苦作舟。"郑静晨院士勤奋好学、刻苦钻研，不仅在事业上取得了辉煌成就，在理论研究、学术科研领域也成绩斐然。先后主编《灾害救援医学》《现代化医院管理》《内科循证诊治学》等大型专著5部，发表学术论文近百篇，先后以第一完成人获得国家和省部级科研成果二等奖以上奖7项，其中《重大自然灾害医疗救援体系的创建及关键技术、装备研发与应用》获得国家科技进步二等奖，《国际灾害医学救援系列研究》获得华夏高科技产业创新一等奖，《国内国外重大灾害事件中的卫勤保障研究》获得武警部队科技进步一等奖等。目前，还承担着多项国家、全军和武警科研课题，其中"各种自然灾害条件下医疗救援队的人员、装备标准化研究"为国务院指令性课题。

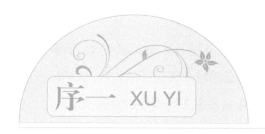

序一 XU YI

　　健康是人类的基本需要，人人都希望身心健康。世界卫生组织公布的数据表明，人的健康和寿命状况40%取决于客观环境因素，60%取决于人体自身因素。长期以来，人们把有无疾病作为健康的标准。这个单一的健康观念仅关注疾病的治疗，而忽视了疾病的预防，是一种片面的健康观。

　　在我国，人口老龄化及较低的健康素养教育水平，构成了居民疾病转型的内在因素，慢性非传染性疾病已经成为危害人民健康的主要公共卫生问题，其发病率一直呈现明显上升趋势。据统计，在我国每年约1000万例各种因素导致的死亡中，以心血管疾病、糖尿病、慢性阻塞性肺病和癌症为主的慢性病所占比例已超过80%，已成为中国民众健康的"头号杀手"。慢性病不仅严重影响社会劳动力的发展，而且已经成为导致"看病贵"、"看病难"的主要原因，由慢性病引起的经济负担对我国社会经济的和谐发展形成越来越沉重的压力，考验着我国的医疗卫生体制改革。

　　从某种层面理解，作为一门生命科学，医学是一门让人遗憾的学科，大多数疾病按现有的医学水平是无法治愈的。作为医生该如何减少这样的困境和尴尬？怎样才能让广大普通老百姓摆脱疾病、阻断或延缓亚健康而真正享受健康的生活？众所周知，国家的繁荣昌盛，离不开高素质的国民，离不开科学精神的浸染；同样，医学科学的进步和疾病预防意识的提升，需要从提高民众的医学科普素质入手。当前，我国民众疾病预防意识平均高度在世界同等国家范围内处于一个较低水平，据卫生部2010年调查结果显示，我国居民健康素养水平仅为6.48%，其中居民慢性病预防素养最低，在20个集团国中排名居后。因此，我们作为卫生管理者、医务工作者，应该努力提高广大民众的医学科学素养，让老百姓懂得疾病的规律，熟悉自我管理疾病的知识，掌握改变生活方式的技巧，促进和提高自我管理疾病的能力，逐步增强疾病预防的意识，这或许是解决我国医疗卫生体系现在所面临困境的一种很好的方式。中华医学会科学普及分会主任委员郑静晨院士领衔主编的《人生必须知道的健康知识科普系列丛书》，正是本着这样的原则，集诸多临床专家之经验，耗时数载，几易其稿，最终编写而成的。

这套医学科普图书具有可读性、趣味性和实用性，有其鲜明的特点：一是文字通俗易懂、言简意赅，采取图文并茂、有问有答的形式，避免了生涩的专业术语和难解的"医言医语"；二是科学分类、脉络清晰，归纳了专家经验集锦、锦囊妙计和肺腑之言，回答了医学"是什么？""为什么？""干什么？"等问题；三是采取便于读者查阅的方式，使其能够及时学习和了解有关医学基本知识，做到开卷有益。

我相信，在不远的将来，随着社会经济的进步，全国人民将逐步达到一个"人人掌握医学科普知识，人人享受健康生活"的幸福的新阶段！

中国医院协会会长　　　　黄洁夫

二〇一二年七月十六日

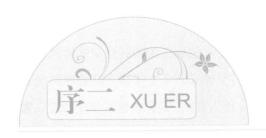

科普——点燃社会文明的火种

　　科学，是人类文明的助推器；科学家，是科学传播链中的"第一发球员"。在当今社会的各个领域内，有无数位卓越科学家和科普工作者，以他们的辛勤劳动和聪明智慧，点燃了社会文明的火种，有力地促进了社会的发展。在这里，就有一位奉献于医学科普事业的"第一发球员"——中华医学会科学普及分会主任委员郑静晨院士。

　　2002年6月29日，《中华人民共和国科学技术普及法》正式颁布，明确了科普立法的宗旨、内容、方针、原则和性质，这是我国科普工作的一个重要里程碑，标志着科普工作进入了一个新阶段。2006年2月6日，国务院印发了《全民科学素质行动计划纲要（2006—2010—2020年）》（以下简称《科学素质纲要》）。6年来，《科学素质纲要》领导小组各成员单位、各级政府始终坚持以科学发展观为统领，主动把科普工作纳入全民科学素质工作框架之内，大联合、大协作，认真谋划、积极推进，全民科学素质建设取得了扎扎实实的成效。尽管如此，我国公民科学素质总体水平仍然较低。2011年，中国科协公布的第八次中国公民科学素养调查结果显示，我国具备基本科学素养的公民比例为3.27%，相当于日本、加拿大和欧盟等主要发达国家和地区在20世纪80年代末、90年代初的水平。国家的繁荣昌盛，离不开高素质的国民，离不开科学精神的浸染。所以，科普从来不是纯粹的科学问题，而是事关社会发展的全局性问题。

　　英国一项研究称，世界都在进入"快生活"，全球城市人走路速度比10年前平均加快了10%，而其中位居前列的几个国家都是发展迅速的亚洲国家。半个多世纪以前，世界对中国人的定义还是"漠视时间的民族"。而如今，在外国媒体眼中，"中国人现在成了世界上最急躁、最没有耐性的地球人"。

人的生命只有一次，健康的生命离不开科学健康意识的支撑。在西方发达国家，每年做一次体检的人达到了80%，而在我国，即使是在大城市，这一比例也只有30%～50%。我国著名的心血管专家洪昭光教授曾指出：目前的医生可分为三种。一种是就病论病，见病开药，头痛医头，脚痛医脚，只治病，不治人。第二种医生不但治病，而且治人，在诊病时，能关注患者心理问题，分析病因，解释病情，同时控制有关危险因素，使病情全面好转，减少复发。第三种医生不但治病和治人，而且能通过健康教育使人群健康水平提高，使健康人不变成亚健康人，亚健康人不变成患者，早期患者不变成晚期患者，使整个人群发病率、死亡率下降。

由郑静晨院士担任总主编的《人生必须知道的健康知识科普系列丛书》的正式出版，必将为医学科普园里增添一朵灿然盛开的夏荷，用芬芳的笑靥化解人间的疾苦折磨，用亭亭的气质点缀人们美好生活。但愿你、我、他一道了解医学科普现状，走近科普人群，展望科普未来，共同锻造我们的医药卫生科技"软实力"。

是为序。

中国科协书记处书记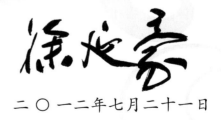

二〇一二年七月二十一日

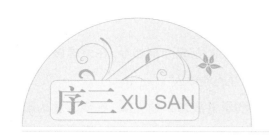

序三 XU SAN

　　"普及健康教育，实施国民健康行动计划"。这是国家《"十二五"规划纲要》中对加强公共卫生服务体系建设提出的具体要求，深刻揭示了开展健康教育，普及健康知识，提高全民健康水平的极端重要性，是建设有中国特色社会主义伟大事业的目标之一，是改善民生、全面构建和谐社会的重要条件和保障，也是广大医务工作者的职责所系、使命所在。

　　人生历程，生死轮回，在飞逝而过的时光岁月里，在玄妙繁杂的尘世中，面对七情六欲、功名利禄、得失祸福以及贫富贵贱，如何安度人生，怎样滋养健康并获得长寿？是人类一直都在苦苦追问和探寻的命题。为了解开这一旷世命题，千百年来，无数名医大师乃至奇人异士都对健康作了仁者见仁、智者见智的注解。

　　为此，我们有必要先弄明白什么是健康？其实，在《辞海》《简明大不列颠百科全书》以及《世界卫生组织宪章》等词典文献中，对"健康"一词都作过明确的解释和定义，在这里没有必要再赘述。而就中文语义而言，"健康"原本是一个合成的双音节词，这两个字有不同的起源，含义也有较大的差别。具体地讲，"健"主要指形体健硕、强壮，因此，有健身强体的日常用语。《易经》中"天行健，君子以自强不息"说的就是这个意思；而"康"主要指心态坦荡、宁静，像大地一样宽厚、安稳，因此，有康宁、康泰、安康的惯常说法。孔圣人所讲的"仁者寿、寿者康"阐述的就是这个道理。据此，我的理解是"健"与"康"体现了中国文化的二元共契与两极互动，活脱就像一幅阴阳互补、和谐自洽的太极图：健是张扬，是亢奋，是阳刚威猛，强调有为进取；康是温宁，是收敛，是从容绵柔，强调无为而治。正如《黄帝内经》的《灵枢·本神》篇里所讲的"智者之养生也，必顺四时而适寒暑，和喜怒而安居处，节阴阳而调刚柔，如是，则避邪不至，长生久视"那样，才能使自己始终处于一个刚柔相济、阴阳互补的平衡状态，从而达到养生、健康、长寿的目的。而至于那种认为"不得病就意味着健康"的认识，是很不全面的。因为事实上，人生在世，吃五谷杂粮，没有不得病的。即使没有明显的疾病，每个人对健康与否的感觉也具有很大的主观性和差异性。换句话说，觉得身体健康，不等于身体没病。《健康手册》的作者约翰·特拉维斯就曾经说过："健康的人并不必须是强壮的、勇敢的、成功的、年轻的，甚至也不是不得病的。"所以，我认为，健康是相对的、动态的，是身体、心灵与精神健全的完美结合和综合体现，是生命存在的最佳状态。

如果说长寿是人们对于明天的希冀，那么健康就是人们今天需要把握的精彩。从古到今，人们打破了时间和疆界的藩篱，前赴后继，孜孜以求，在奔向健康的路上，王侯将相与布衣白丁，医生、护士与患者无不如此。从"万寿无疆"到"永远健康"，这里除了承载着一般人最原始最质朴的祈求和祝愿外，也包含了广大民众对养生长寿之道的渴求。特别是随着社会的进步、经济的发展、人们生活水平和文明程度的提高，健康已成为当下大家最为关注的热点、难点和焦点问题，一场全民健康热、养生热迅速掀起。许多人想方设法寻访和学习养生之道，有的甚至道听途说，误入歧途。对此，我认为当务之急就是要帮助大家确立科学全面的养生观。其实，古代学者早就提出了"养生贵在养性，而养性贵在养德"的理论。孔子在《中庸》中提出"修生以道，修道以仁"，"大德必得其寿"，讲的就是有高尚道德修养的人，才能获得高寿。而唐代著名禅师石头希迁（又被称为"石头和尚"）无际大师，91岁时无疾而终。他曾为世人开列的"十味养生奇方"中的精要就在于养德。他称养德"不劳主顾，不费药金，不劳煎煮"，却可祛病健身，延年益寿。德高者对人、对事胸襟开阔，无私坦荡，光明磊落，故而无忧无愁，无患无求。身心处于淡泊宁静的良好状态之中，必然有利于健康长寿。而现代医学也认为，积德行善，乐于助人的人，有益于提高自身免疫力和心理调节力，有利于祛病健身。由此，一个人要想达到健康长寿的目的，必须进行科学全面的养生保健，并且要清醒地认识到：道德和涵养是养生保健的根本，良好的精神状态是养生保健的关键，思想观念对养生保健起主导作用，科学的饮食及节欲是养生保健的保证，正确的运动锻炼是养生保健的源泉。

"上工不治已病治未病"，意思是说最好的医生应该预防疾病的发生，做到防患于未然。这是《黄帝内经》中最先提出来的防病养生之说，是迄今为止我国医疗卫生界所遵守的"预防为主"战略的最早雏形。其中也包含了宣传推广医学科普知识，倡导科学养生这一中国传统健康文化的核心理念。然而，实事求是地讲，近些年来，在"全民养生"的大潮中，相对滞后的医学科普宣传，却没能很好地满足这一需求。以至于出现了一个世人见怪不怪的现象：内行不说，外行乱说；不学医的人写医，不懂医的人论医。一方面，老百姓十分渴望了解医学防病、养生保健知识；另一方面，擅长讲医学常识、愿意写科普文章的专家又太少。加之，中国传统医学又一直信奉"大医隐于民，良药藏于乡"的陈规，坚守"好酒不怕巷子深"的陋识，由此，就为那些所谓的"神医大师"们粉墨登场提供了舞台和机会。可以这么说，凡是"神医大师"蜂拥而起、兴风作浪的时候，一定是医疗资源分配不均、医学知识普及不够、医疗专家作为不多的时候。从2000年到2010年，尽管"邪门歪道"层出不穷，但他们骗人的手法却如出一辙：出书立传、上节目开讲坛，乃至卖假药卖伪劣保健品，并冠以"国家领导人保健医生"、"中医世家"、"中医教授"等虚构的身份、虚构的学历掩人耳目，自欺欺人。这些乱象的出现，我认为，既有医疗体制上的多种原因，也有传统文化上的深刻根源，既是国人健康素养缺失的表现，更是广大医务工作者没有主动作为的失职。因此，我愿与同行们在痛定思痛之后，勇敢地站出来，承担起维护医学健康的社会责任。

无论是治病还是养生，最怕的是走弯路、走错路，要知道，无知比疾病本身更可怕。世界卫生组织前总干事中岛宏博士就曾指出："许多人不是死于疾病，而是死于无知。"综观当今医学健康的图书市场，养生保健类书籍持续热销，甚至脱销。据统计，在2009年畅销书的排行榜上，前20名中一半以上与养生保健有关。到目前为止，全国已有400多家出版社出版了健康类图书达数千种之多。而这其中，良莠不齐，鱼目混珠。鉴于此，出于医务工作者的良知和责任，我们以寝食难安的心情、扬清激浊的勇气和正本清源的担当，审慎地邀请了既有丰富临床经验又热衷于科普写作的医疗专家和学者，共同编写了这套实用科普书籍，跳出许多同类书籍中重知识宣导、轻智慧启迪，重学术堆砌、轻常识普及，重谈医论病、轻思想烛照的束缚，从有助于人们建立健康、疾病、医学、生命认识的大视野、大关怀、大彻悟的目的出发，以常见病、多发病、意外伤害、诊疗手段、医学趣谈等角度入手，系统地介绍了一系列丰富而权威的知病治病、自救互救、保健养生、康复理疗的知识和方法，力求使广大读者一看就懂、一学就会，从而相信医学，共享健康。

最后，我想坦诚地说，单有健康的知识，并不能确保你一生的健康。你的健康说到底，还是应该由自己负责，没有任何人能替代。你获得的知识、学到的技巧、养成的习惯、作出的选择以及日复一日习以为常的生活方式，都会影响并塑造你的健康和未来。因此，我们必须从现在开始，并持之以恒地付诸实践、付诸行动。

以上就是我们编写此书的初衷和目的。但愿能帮助大家过上一种健康、幸福、和谐、美满的生活，使我们的生命更长久！

武警总医院院长　　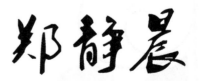

二〇一二年七月于北京

前言 QIANYAN

　　随着生活水平的提高，人们对健康知识的要求越来越高。人们不仅希望了解与疾病发展的病因和诊治相关的知识，同时更希望了解与疾病的预防和保健相关的知识。

　　现代外科学大家裘法祖老教授曾说过，泌尿外科在外科临床工作中居于极其重要的位置。随着医学科学的蓬勃发展，泌尿外科在近十年不论是在理论研究，还是在诊断技术以及治疗措施等方面，都有非常迅猛的发展，特别是在泌尿系统肿瘤、尿路结石、男科学、肾移植等方面取得了前所未有的成就。如何把专业性强、人们所不熟悉的医学知识转化成大众"食谱"，将现代医学发展带来的"福祉"为大家所了解，让普通大众把这些专业知识消化成"常识"，感受当代医学发展所带来的便利，揭去医学专业知识的神秘面纱，转化为普通大众能讲易懂的预防保健常识，是编写这本书的初衷。

　　《关注泌尿生殖健康保健》这本科普书终于和您见面了。作为系列丛书之一，该书着重从泌尿系统肿瘤、泌尿系统结石、男科学、肾移植四个方面介绍了与其相关的泌尿外科常见疾病。从脏器结构、生理功能、疾病初发时表现以及发展转归等方面来阐述疾病病因、诊治措施以及相关的预防、护理、保健知识。本书以介绍经典和常规的理论与方法为主，并涵盖了某些领域已得到专家们认可的进展。编者均为从医20年左右的中青年专家，以保证写作内容的先进性、准确性，同时在写作风格上，用通俗易懂的语言表达，以讲故事、问答、论述等多种形式来展现。为使深奥的医学知识能够变得简单易懂，书中配有大量卡通画和专业图片，使内容活泼、丰富，让大众容易理解，更富趣味性。这些图片很多都是专家从真实的病例中精挑细选出来的，与临床现实紧密结合，因此该书适合那些患有相关疾病、希望了解相关知识以及对健康保健知识渴望了解的人们。同时也对在校或刚毕业医学生以及基层医院医师询问诊治患者，了解掌握专业知识有一定帮助。

由于泌尿外科发展极快，覆盖面广，该书未能面面俱到，有些部分只能"以点代面"，只涉及了一些常见的、热门的问题，以适应大众口味为主。同时由于编者水平有限，经验不足，书中难免存在缺点和纰漏，敬请读者朋友不吝赐教。

陈湘龙

二〇一四年十月

C 目录
CONTENTS

泌尿生殖系统肿瘤

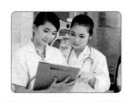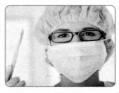

男科学

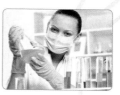

泌尿系统结石

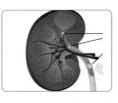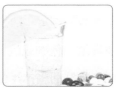

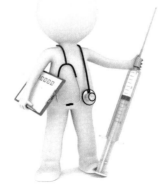

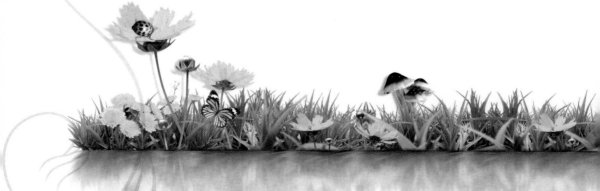

肾移植

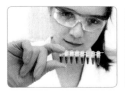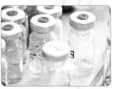

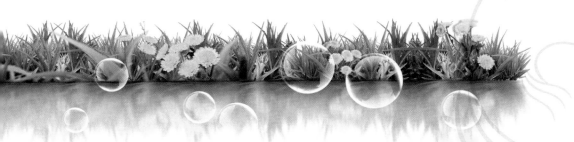

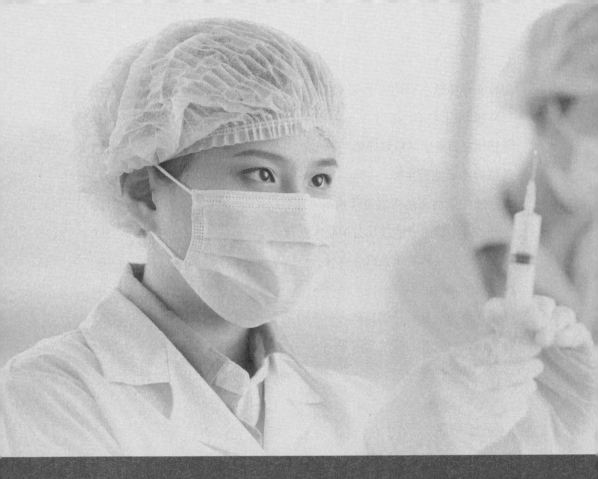

MINIAO SHENGZHI XITONG ZHONGLIU

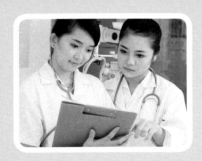
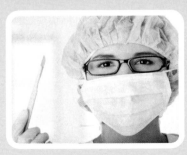
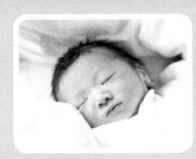

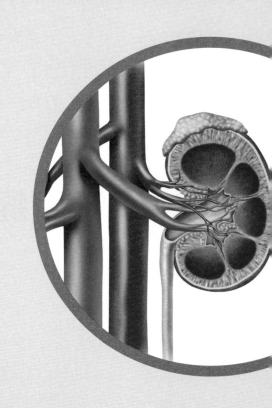

泌尿生殖系统肿瘤

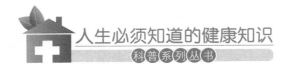
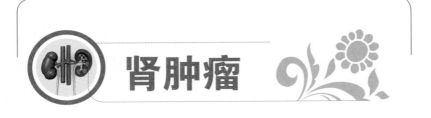

肾肿瘤

肾脏的位置

　　正常成人肾脏位于腰部，上腹部后壁的间隙内，脊柱的两旁，距离脊柱中线约5厘米，呈"八"字形。肾脏是实质性器官，左、右各一个，外形类似蚕豆，呈红褐色，长约10厘米，宽约5厘米，厚约4厘米，重约150克。肾脏的后面有强大的腰部肌肉和12肋骨保护，前面有腹腔内容物的保护，因此一般不容易受伤，除非剧烈的撞击或

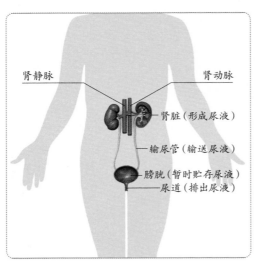

肾静脉　　　　肾动脉

肾脏（形成尿液）

输尿管（输送尿液）

膀胱（暂时贮存尿液）

尿道（排出尿液）

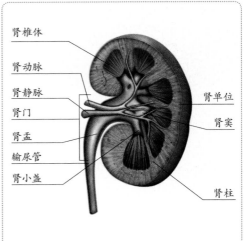

肾椎体

肾动脉

肾静脉

肾门

肾盂

输尿管

肾小盏

肾单位

肾窦

肾柱

泌尿系统和肾脏示意图

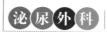

刀枪等的创伤。因为肾脏的位置较深，肾脏有问题时症状也不明显，常表现为腰部或上腹部的疼痛，肾脏的包块也不易摸到。

肾脏有哪些功能

肾脏有两大功能。

（1）泌尿功能：也就是我们常说的排尿。血液流过肾脏时，经过肾小球毛细血管的滤过，其中的水分、电解质以及一些有毒物质就被滤过，产生原尿。肾脏血流量很大，人体每分钟有1/4的血液（1000~1200毫升）要流过肾脏。原尿每天产生的量也很大，每天约2000毫升。当原尿流经肾小管时，有99%的原尿被肾小管的细胞重吸收，只有1%被排出，即尿液。由此可见，肾小球和肾小管对尿液的产生非常重要。正常成人每个肾有100万个肾单位，一旦受损是无法恢复的。所以，我们要特别珍惜肾脏，不要使用对肾脏有害的物质。另外，尿液中除含水分外，还有电解质，如钠、钾、钙等，以及一些对人体有害的物质，如尿素、肌酐、尿酸等。因此，尿液的产生非常重要，每天要2000毫升，以利于废物的排除。但是，当肾脏功能不好时，又要适当限制水分和一些物质的食用，以免加重肾脏负担，这时的物质若积聚在体内会对身体造成很大伤害。

（2）内分泌功能：肾脏还能产生激素，对血压、血钙和血色素的调节起很重要的作用。一些高血压患者就是因为肾脏的原因而使血压升高的。一些降压药物也是通过肾脏的调节来起作用的。肾功能不好时也会引起贫血，我们使用的促红素（EPO）正是肾脏产生的。

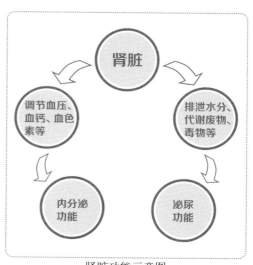

肾脏功能示意图

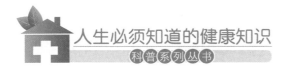
由此可知，肾脏对人体很重要，它不仅可以排除代谢废物、外源毒物、药物，还可以调节和保持人体内环境的稳定，对电解质，酸碱平衡也起着重要的作用。因此，我们一定要爱惜肾脏啊！

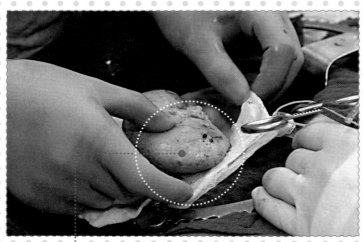

肾脏肿瘤外观图

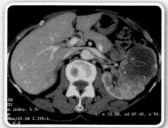

左肾肿瘤

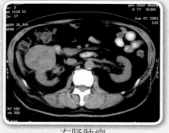

右肾肿瘤

揭开肾肿瘤的层层面纱

王教授是一名大学老师，刚退休，单位打电话来让老同志查体。其实，单位组织查体，每年都有，王教授每次不能说全部正常吧，但是也没啥大问题，毕竟60多岁了，不比年轻人。所以，这次王教授不想去了，平时能吃、能喝，一切正常，查也没啥意思。可是老伴不干，非让他去，这一查还真查出问题了。体检报告说，王教授左侧肾脏有一个3厘米大小的低回声实性肿物，建议进一步检查。王教授一家赶紧陪着王教授来到了专科医院。

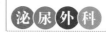

大夫看了体检报告，问了王教授。王教授说啥感觉都没有，小便一切正常。可是大夫坚持要给王教授做CT检查。CT结果很快出来了，报告上说左肾肿瘤，恶性可能性大，右肾还有一直径1厘米的小囊肿。

王教授拿着CT报告，有点发蒙。问医生我没有任何不舒服，咋就得了肾肿瘤了呢？啥是肾肿瘤呢？肾肿瘤一定是恶性的吗？王教授一口气问了好几个问题。医生耐心地告诉王教授，早期肾肿瘤可以没有任何症状，一旦出现明显症状时，多已到了中晚期。因此，定期体检很重要，尤其是40岁以上是肿瘤的好发年龄段。临床可出现间断发生的肉眼血尿、腰痛和腹部包块，这所谓的"肾癌三联征"的临床出现率不到15%。另外，少部分患者会出现副瘤综合征，表现为高血压、贫血、体重减轻、高血糖、血沉加快以及肝功能异常等。当肿瘤发生转移后可出现骨痛、骨折、咳嗽、咯血等症状。

还有另一类是肾脏外的症状，要格外注意。包括：①发热。这个很常见，将近一半的患者体温会超过37℃，因此，当出现不明原因的发热时要注意存在肾肿瘤的可能。②血沉增快，红细胞异常，高血压，肝功能异常。如前所述，肾脏除有泌尿功能外，还有一些内分泌功能，当这些激素产生异常时，就会出现上述症状。

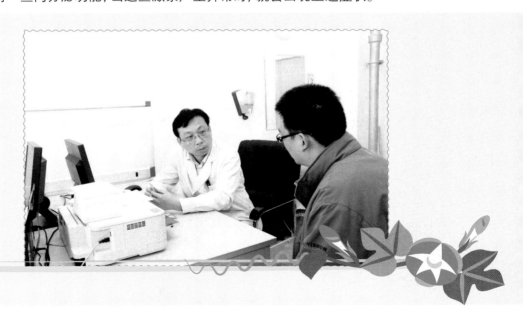

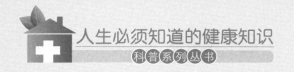

肾肿瘤范围广泛，包括肾多种新生物，共有11种分类，但总的来说分为实性、囊性（液性）和囊实性三种，含有实性成分的肿瘤90%是恶性肿瘤，少部分囊性肿瘤也有囊性肾癌的可能。因此，肾肿瘤中恶性的可能性大，尤其在肾实性肿瘤中更是如此。

虽然肾肿瘤中以恶性肿瘤为主，但是也有一部分是良性肿瘤，如肾囊肿、肾腺瘤、肾血管平滑肌脂肪瘤等。在肾恶性肿瘤中85%是肾细胞癌，简称肾癌。小儿肿瘤多为肾母细胞瘤。

医生的一番话说得王教授心服口服，没啥说的，赶紧治吧。还是女同志心细，王教授的老伴拿着CT报告指着说，这上说恶性可能性大，会不会是良性的呀？

医生接着说：一般通过B超和CT平扫+增强就可以区别肾肿瘤的良恶性了。肾囊肿多为良性。有些良性的实性肿瘤影像学上也有明显的区别，如肾血管平滑肌脂肪瘤，在B超中为强回声，而在CT中CT值为负值，这些与肾脏恶性肿瘤都不同，但是有些肾肿瘤在影像上很难区别良恶性，只能通过穿刺或者手术进行病理检查才能确诊。

既然穿刺能区别良恶性，那么我们要穿刺吗？王教授的老伴继续问到。肾肿瘤可以进行穿刺，以便在治疗前明确它的病理类型，采用针对性的治疗方案，如手术、放疗、化疗等。穿刺不会"刺激"肿瘤，也不会加速肿瘤的转移。但是，穿刺只是以点带面，还有引起血尿、肾周血肿和误伤其他器官的可能。因此，当影像学检查已较明确时，常规不采用穿刺的方法。

王教授有点不耐烦了，女人就是爱唠叨，办住院吧。王教授很快住进了医院，主治医生给他做了全面的检查，并详细介绍了肾肿瘤的诊断方法：因为早期肾肿瘤没有任何症状，所以肾肿瘤的诊断主要依靠实验室检查，化验尿常规看有无血尿或尿路感染，尿沉渣显微镜检查正常值是：红细胞（RBC）0~3个/高倍视野，白细胞（WBC）0~5个/高倍视野。泌尿系统的B超和CT（也可使用核磁共振）检查，可以了解肾肿瘤的大小、位置以及与周围组织血管的关系、有无淋巴结的转移等。另外，还需做胸部X线和腹部B超检查，了解有无远处的转移，静脉肾盂造影和核素肾图可以评价对侧肾脏功能。

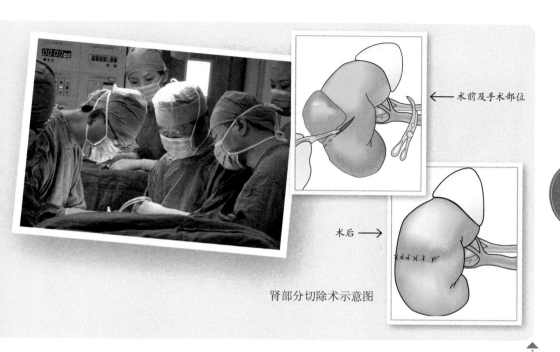

←术前及手术部位

术后→

肾部分切除术示意图

　　听了主治医生的介绍，王教授说，既然都诊断了，赶紧治吧，是不是要切除肾脏呀？主治医师说别急，这次就是跟您商量治疗方法的。

　　对于那些先天只长了一个肾，或者对侧肾本身就有病，功能不好的患者，如果把长了肿瘤的肾全切了，那么就会导致肾功能不全或者尿毒症。另外，人的肾组织有很大的"潜能"，通常只有1/3的肾单位在"工作"，而且只要有10%不到的肾单位就可以维持生命。这样就需要在完整地切除肿瘤的情况下，尽可能的保护正常的肾脏。对于那些有慢性疾病的患者，如高血压、糖尿病，肾脏部分或全部切除都可能导致肾功能的恶化。因此，对于小于4厘米的肾肿瘤，肿瘤位于肾脏周边的，单发肾肿瘤，也可以距肿瘤边缘0.5~1.0厘米的范围切除肿瘤。根据文献报道，这种手术与肾全切手术术后肿瘤的复发率、转移率是相似的，可以达到根治的疗效。

　　这次王教授听明白了，最后和家属商量后，王教授接受了腹腔镜下肾部分切除手术（微创）。

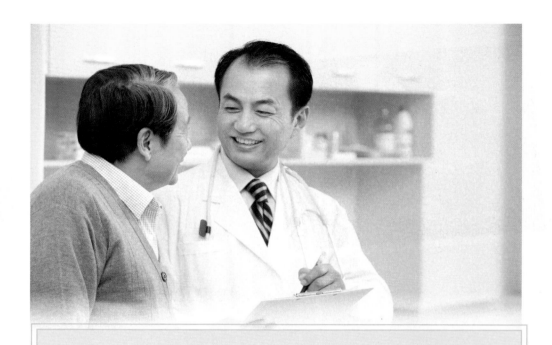

手术很顺利，王教授恢复得很好。一个星期后，主治医师说再过两天就可以出院了。王教授还有点不放心，这一天下午，特意又来找主治医师，这次可是有备而来，要好好请教一下医生才行。

肾肿瘤治疗效果如何

这是王教授最关心的问题。主治医生对王教授说：总的来说，肾细胞癌的治疗效果不错。研究发现：在肾切除术的患者中，如果肿瘤直径小于4厘米，5年存活率可不低于90%；如果肿瘤直径小于7厘米，5年存活率可不低于80%。由此可见，肿瘤发现越早，治疗效果越好，所以定期查体很重要，能做到早发现，早治疗。王教授这次就是发现得早，效果应该不错，这也要感谢老伴呀！

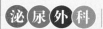

肾肿瘤手术后是不是就没事了

这可不行！主治医生赶紧说：肾肿瘤是恶性疾病，术后必须定期复查。复查的主要目的是检查是否有肿瘤的复发、转移和新生肿瘤。第一次复查可在术后一个月左右，主要是了解身体的恢复情况、化验肝肾功能、血常规等。对于部分肾切除的患者还要做腹部CT检查，了解肾形态的变化。第一次复查后，每3~6个月复查一次，连续3年，再往后就是每年复查一次。这期间要复查胸部X线片、腹部B超或CT，还要根据临床症状进行骨扫描、核磁共振等检查。

肾肿瘤手术后生活上需要注意些什么

主治医生仔细地说：如果一个人的肾脏已经切除，而另一个肾脏完全正常的话，不会对身体有什么影响，对夫妻生活也没有多大妨碍。但需要提醒的是，如果一个人的一个肾脏不好，或者只剩一个肾脏，对这个唯一健康的肾脏一定要特别小心地保护。如果这个肾脏保护不好，出现了损害，就不会再有另外一个正常的肾了。因此，对于只有一个肾脏的人，需要特别注意避免加重肾脏负担。

（1）避免使用对肾功能有损害的药物，如需使用抗生素，必须选择肾毒性低的药物，要在细菌培养和药敏试验后应用。如有肾功能不全，应参照肌酐清除率决定用药剂量和给药时间。

（2）要增强体质，及时治疗一些内科疾病，如高血压、糖尿病、感染等。这些病对肾脏都有潜在的损害，需及时治疗。

（3）定期检查尿常规和肾功能情况。

（4）慎用造影剂检查。

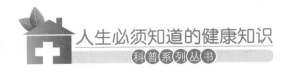
肾肿瘤手术后应该吃些什么呢

主治医师接着说：①低蛋白饮食。低蛋白饮食可以减少蛋白质代谢产物，从而减轻肾脏负担。低蛋白饮食还可同时限制磷酸和钾的摄入。低蛋白饮食不仅可以明显改善症状及检验结果，还可以延缓肾脏疾病的发展，延缓肾功能的下降。因此，推荐蛋白摄入量0.6~0.8克/（千克体重·日），并根据年龄和运动量进行调节。②低盐饮食。限制钠盐的摄入可以体现在降低系统性高血压和对肾脏血流动力学的影响以及改善降压药物的效果，可减少肾脏的纤维化。另外，钠盐是高血压和蛋白尿的重要致病因子，应积极限制钠盐的摄入，推荐钠盐摄入量7克/日。③多饮水。多饮水可以增加尿液的排出，这样不仅有利于代谢废物排出体外，稀释有毒物质，还可以减少尿路结石的发生，有利于泌尿系统感染的预防和治疗。推荐每日饮水2000~3000毫升，并且要24小时分配均匀，避免夜间缺水。

肾肿瘤会遗传吗

王教授的老伴还有点担心儿子和孙子呢，真是可怜天下父母心啊！

主治医师说：遗传性肾肿瘤或家族性肾肿瘤占肾肿瘤总数的2%~4%，而且这些患者发病年龄较早，并且多为双侧肾脏发病，常同时或先后出现身体其他器官的肿瘤。例如，常染色体显性遗传病（VHL病），平均发病年龄是39岁，常伴有胰腺囊肿和癌、嗜铬细胞瘤、视网膜血管瘤、附睾囊腺瘤、小脑和脊髓血管瘤。此类患者肾肿瘤的恶性度较低，在发现小的肾肿瘤时可以先严密观察，定期复查，当肿瘤长到一定程度时（>4厘米）才手术治疗。手术方式也多采用肾部分切除，保留正常的肾组织。

像王教授这种情况遗传性很小。

肾肿瘤有办法预防吗

要预防肾肿瘤就得明白肾肿瘤的危险因素。到目前为止，肾肿瘤的病因尚不清楚，与肿瘤发病相关的因素有：①吸烟。吸烟增加肾癌的危险将近2倍，停止吸烟25年后才能下降。②职业。含镉的吸入或食入会增加肾癌的发生，如焦炭工人的肾癌病死率是其他钢铁工人的5倍，石油精炼和石油化工工人是2倍，报纸印刷工人肾癌病死率也高于常人。③环境。城市肾癌的发病率高于农村，这可能与环境污染、饮食习惯有关。④饮食。摄入高乳制品、低水果蔬菜会增加肾癌的发病率。维生素A的摄入不足和水中含铅量的增加也与肾癌的发生相关。⑤药物。化学物质如一些激素可能引起肾癌；钙、多种维生素，尤其是维生素C可减少肾癌的发生；一些利尿剂和止痛药容易导致肾肿瘤。⑥其他。糖尿病患者比正常人更容易得肾肿瘤，患病率是正常人的5倍。长期血液透析的患者也容易发生肿瘤，因此，透析超过3年者应每年做B超检查肾脏。由上可知，平时养成良好的饮食生活习惯，不吸烟，少吃高蛋白、高糖、高热量的食物，多吃新鲜的水果、蔬菜，适当补充一些维生素都有利于肾肿瘤的预防。另外，不要随便服用药物和保健品，注意职业保护，这些也很重要。

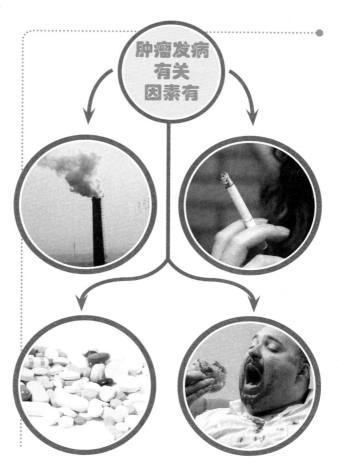

肿瘤发病有关因素有

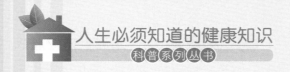

平时应该如何保护肾脏呢

这个问题问得好，要防患于未然嘛！主治医师点点头说道：多饮水，多排尿。因为体内的代谢废物是通过溶解在水中排出体外的，多饮水有利于代谢废物的排出，并且可排出一些有毒物质。多饮水还可以预防泌尿系结石的发生。所以，每天要保证有2000毫升左右的尿量，尤其夜间也要适量饮水。

（1）清淡饮食：蛋白质经过消化吸收后所产生的废物就是氨。食入过量的蛋白质食物迫使肾脏更多的工作，会加重肾脏负担。所以，提倡低蛋白优质蛋白饮食，少吃肉类、海产品和动物内脏，少吃含油脂高的食物。冬菇、木耳、豆制品等也需要经肾脏排出，会加重肾脏负担，也建议少吃。还要少吃盐，少喝酒，这样不仅可以保护肾脏，还有利于心脏、脑和血管的健康。可以多吃一些新鲜的蔬菜和水果。

（2）积极治疗原发疾病：高血压、糖尿病、泌尿系感染等都会使肾功能逐渐减退，要及时治疗。用药时要避免使用对肾脏有害的药物，如一些氨基糖甙类的抗生素（像庆大霉素等），也不要乱服止痛药和中药。不要盲目听信一些广告，服用所谓的保健品。碘造影剂也可以加重已有的肾脏损害。因此，应服从医嘱，如实告知既往的病情和曾服用过的药物。

（3）定期健康查体：因为肾脏有很强的代偿能力，因此肾脏疾病在早期往往没有明显的症状，一旦出现问题，往往已到晚期。因此，定期检查尿常规和超声是必要的。肾肿瘤好发于40岁以上的男性。多囊肾是遗传性疾病，所以要早期诊断，早期治疗。

清淡饮食

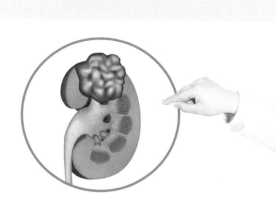
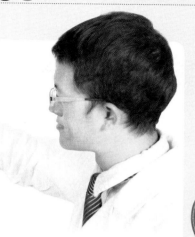

肾囊肿会癌变吗

主治医生继续耐心地告诉王教授：单纯肾囊肿是良性肾肿瘤，是不会癌变的，但是有一些囊实性的肿瘤，中间为液性的囊肿，边缘为增厚的囊肿壁，就有可能是囊性肾癌了，需尽早治疗。即使是单纯肾囊肿，如果太大的话，可能压迫正常肾实质导致肾萎缩，压迫肾盂、输尿管导致肾积水，还可能压迫肾脏周围的脏器组织导致腰痛和胃肠道症状。所以，当肾囊肿大于4厘米时需要治疗。

这回王教授放心了，第二天在家人的陪同下出院了。临走时，他再三感谢主治医师，还专门留了主治医师的电话，有事可以随时联系。

小孩和成人的肾肿瘤有什么不同

肾母细胞瘤是婴幼儿最常见的腹部肿瘤，亦称肾胚胎瘤或Wilms瘤。多数在5岁以前发病，2/3在3岁以内。男女、左右侧发病率相近。早期无症状。虚弱婴幼儿腹部有巨大包块是本病的特点，绝大多数是在给小儿洗澡、穿衣时发现的。肿块增长迅速，肿瘤很少侵入肾盂、肾盏，故血尿也不明显。常见发热和高血压，血中肾素活性和红细胞生成素可高于正常。治疗方面也和成人肾肿瘤不同，儿童肾母细胞瘤对化疗极为敏感，一般手术前都要先进行一个疗程的化疗，待肿瘤缩小后再做肾切除手术。

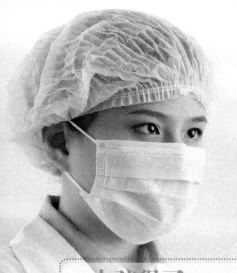

小孩得了
肾肿瘤怎么办

　　小孩得的多为肾母细胞瘤,治疗
方法与成人的肾细胞癌不同,早期可
做肾切除术。手术配合放射及化学
治疗可显著提高患者生存率。术前静
脉注射长春新碱准备,可代替术前照
射。术后放射治疗并配合更生霉素每
千克体重15微克自手术日起每日静
脉点滴共5日,以后每3个月一疗程共
5次。也有用长春新碱1.5~2毫克/平
方米表面积,每周一次,12次为一疗
程。两药同时应用疗效更好。局限在
肾的2岁以内婴儿可不作放射治疗。
综合治疗肾母细胞瘤2年生存率可达
60%~94%,2~3年无复发应认为已
治愈。双侧肾母细胞瘤可配合上述辅
助治疗做双侧肿瘤切除。

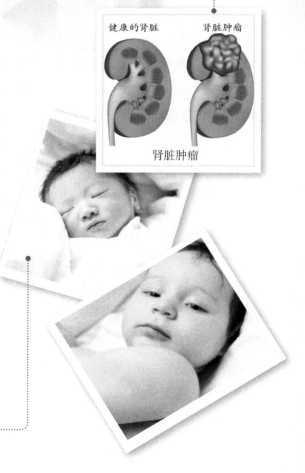

健康的肾脏　　肾脏肿瘤

肾脏肿瘤

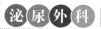

肾肿瘤伴腔静脉瘤栓还能手术吗

巨大的肾肿瘤容易侵犯到血管内，形成肾静脉或下腔静脉瘤栓，尤其常见于右肾肿瘤，这是因为右肾距离下腔静脉更近的缘故。因为肾肿瘤对化疗、放疗均不敏感，只有手术切除。因此，有静脉瘤栓的患者是可以进行手术治疗的。但是，手术风险较大，有时还需要心脏外科打开心脏，将已进入心房的瘤栓取出。一旦手术成功，治疗效果还是比较乐观的，5年存活率可达20%左右。所以，即使肿瘤长到了血管里，也要树立战胜疾病的信心，积极治疗。注意卧床休息，保持大便通畅，避免腹部用力、咳嗽等突然增加腹部压力的动作，防止瘤栓脱离阻塞肺脏、脑、心脏等重要器官。

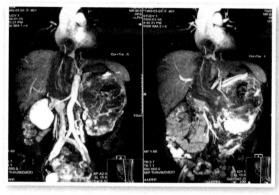

左肾癌合并心房型下腔静脉瘤栓。泌尿外科在心外科的协作下，成功地完成了肾癌根治性切除与瘤栓取出术

肾肿瘤伴腔静脉瘤栓手术前为什么要放球囊导管

球囊导管的前端有一个囊，平时是空虚的，不仔细看是看不出来的，需要时可从外面注入空气或者生理盐水等，球囊就会胀大，起到阻塞管腔的作用，术后还可以用注射器抽空球囊，这样导管就可以顺利拔除了，术前留置球囊导管有两个目的：①术中将球囊导管的球囊充起来可以暂时阻断下腔静脉，防止瘤栓在分离时脱落，避免瘤栓引起栓塞的发生；②术中有大出血时，也可以将球囊充起来，阻断血管，易于止血。因此，术前留置球囊导管是很重要的。

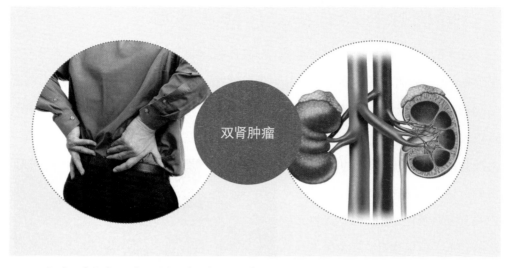

双肾肿瘤

两个肾都出现肿瘤了怎么办

　　两个肾可以同时或者先后发生肿瘤。这虽然比较少见，但多与遗传因素有关，治疗起来也比较棘手。如果把两个肾都切了，患者只能靠透析生活，很影响生活质量。透析的并发症、术后肿瘤的复发转移等会缩短患者的寿命。因此，目前多数医生不主张双肾切除，而是把肿瘤较大的一侧肾切除了，肿瘤相对较小的一侧肾只切除肿瘤，保存正常的肾组织，这样多数患者虽然肾功能会稍差一些，但通过药物治疗等完全可以维持正常生活。如果两个肾的肿瘤都不大，可以都只切肿瘤，这样肾功能会基本正常。因此，年轻患者或者有遗传病史的患者，当一侧肾长肿瘤时，不要轻易考虑把肾切了，以免另一侧肾将来出什么毛病而不好治疗。

肾癌晚期还有治吗

　　一般来说恶性肿瘤到了晚期就没有什么好的治疗办法了，但是肾细胞癌却不一样，即使肾癌晚期，有了肺转移，只要切除了肾脏，患者的肺转移病灶有0.1%的概率会自发性消失。随着医学技术的发展，新医新药不断涌现，目前有一些多靶点的药物,对治疗晚期肾细胞癌有一定疗效,并且可以多种药物配合使用。因此,患者一定要树立战胜疾病的信心,永不放弃,接受正规的治疗,克服困难,力争最好结果。

肾盂癌术后如何预防肿瘤复发

多数肾盂癌都是移行细胞癌,移行细胞癌的特点,就是易于在肾盂、输尿管、膀胱这类尿路上皮细胞上生长。因此,肾盂癌的患者要把患侧肾脏、输尿管全部切除。但是膀胱有时会再发肿瘤。因此,一般术后要膀胱灌注化疗药物一次,以后要定期复查(膀胱镜检查)。另外,肾盂壁较薄,肿瘤易于淋巴转移,所以术后要定期复查。平时要多饮水,多吃蔬菜水果,保持良好心态,适当锻炼身体,树立战胜疾病的信心。

肾盂癌的患者平时要多饮水,多吃蔬菜水果,保持良好心态,适当锻炼身体。

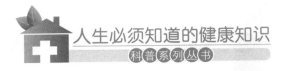
膀胱肿瘤

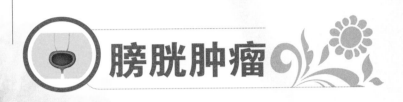

膀胱的位置

　　成人的膀胱位于下腹部的盆腔的前部，前方有耻骨联合，后方男性有直肠，女性有子宫和阴道。因此，当膀胱有问题时会觉得下腹部疼痛不适，有时还会影响到直肠，感觉大便不畅。女性怀孕时，胀大的子宫会压迫到膀胱，会有尿频的感觉，生产时受伤，会出现阴道漏尿的现象，这些都是因为膀胱与子宫、阴道紧临的原因。当膀胱充满尿液时，就可以看到下腹部有隆起，并可以摸到胀大的膀胱，医生常依据此判断有无尿潴留。

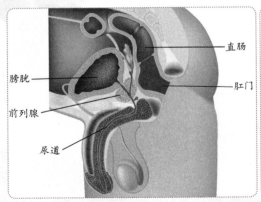

男性膀胱示意图

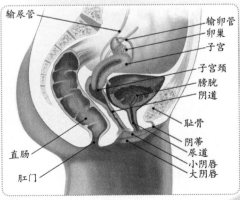

女性泌尿系统

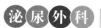

膀胱有哪些功能

　　膀胱就是一个储尿囊，一般正常成人膀胱容量为300~500毫升，最大容量可达800毫升。排尿时，膀胱肌肉收缩，帮助把尿液排出去。由此可见，膀胱的存在与否不会威胁到人的生命，因此，当膀胱患严重疾病时，可考虑切除膀胱。

泌尿生殖系统肿瘤

尿液化验包括哪些项目

　　尿常规检查简单、方便，且能最直接反映泌尿系统疾病的状态，是最经常做的检查，其正常值如右表所示：

　　正常人红细胞（RBC）0~3个/高倍视野；白细胞（WBC）0~5个/高倍视野；管型：正常人可有透明管型0~偶见/高倍视野，而不应有颗粒管型、肾衰管型、细胞管型等。患者在留取尿液时需要注意：要留取清晨空腹第一次尿的中段，留取标本时应注意在外阴清洁的情况下用清洁容器留取新鲜中段尿，最好在1小时内送检，以免影响检查结果，成年女性还要避开月经期，并用清水洗净外阴，防止阴道分泌物混入。

尿常规检查项目、方法及正常值表	
分析项目	正常值
pH	5.1~6.5
蛋白质（Pro）	阴性
比重（SG）	1.015~1.025
亚硝酸盐（Nit）	阴性
葡萄糖（Glu）	阴性
酮体（Ket）	阴性
潜血（Bld）	阴性
胆红素（Bil）	阴性
尿胆原（URO）	±

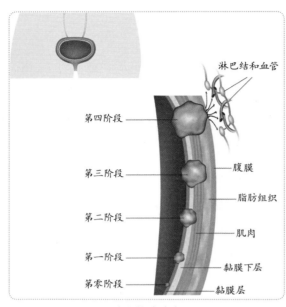

淋巴结和血管

第四阶段

第三阶段 —— 腹膜

—— 脂肪组织

第二阶段

—— 肌肉

第一阶段

—— 黏膜下层

第零阶段

—— 黏膜层

阶段的膀胱癌

什么是膀胱肿瘤

　　膀胱肿瘤是泌尿系统中最常见的肿瘤。在我国占恶性肿瘤的第八位，多数为移行上皮细胞癌。占男性肿瘤的第四位，女性肿瘤的第八位，好发于中、老年人，发病年龄高峰为70岁，男性患者占膀胱肿瘤发病的85%。膀胱肿瘤可分为两大类，即来源于上皮组织和非上皮组织的肿瘤。从上皮组织发生的肿瘤，主要包括移行上皮性肿瘤、腺癌及鳞状上皮癌，98%的膀胱肿瘤来自上皮组织，其中移行上皮性肿瘤占95%，主要包括原位癌、乳头状瘤、乳头状癌及实体性癌（浸润性癌）。而腺癌和鳞癌发病率较低，男女发病率也相近，它们的发生与感染、结石和寄生虫有关，但恶性度高，发展快，浸润深，预后不良。非上皮性膀胱肿瘤也很少见，占全部膀胱肿瘤20%以下，有血管瘤、淋巴瘤、平滑肌瘤或肉瘤、嗜铬细胞瘤等。由于膀胱肿瘤中最常见的是膀胱移行细胞癌，因此在说到膀胱肿瘤时，都是指这种类型的肿瘤。

什么是腺性膀胱炎

　　正常人的膀胱黏膜由移行上皮构成，但在各种理化因素导致的炎症、梗阻的慢性刺激下，局部黏膜组织演变成腺上皮，从而导致腺性膀胱炎。据最新研究表明，腺性膀胱炎是一种癌前期病变，若不及时处理，约4%的患者几年后会演变为膀胱癌。腺性膀胱炎在中青年女性人群中好发，临床主要表现为尿急、尿频、尿痛、镜下血

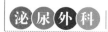

尿、排尿困难等排尿症状。诊断主要依靠膀胱镜检查及活检。腺性膀胱炎的治疗有多种方法，包括单纯膀胱内灌注、单纯膀胱激光或电切、膀胱注射疗法、膀胱部分切除、膀胱黏膜剥脱、膀胱全切除手术等。目前，腺性膀胱炎的首选治疗方法是经尿道激光或电切镜下病变组织切除术，具有微创、恢复快、疗效好等优点。出院后应每周回院给予药物膀胱灌注治疗一次，共6~8周。腺性膀胱炎应定期复查，长期随访，在对腺性膀胱炎的早期诊断上，及早进行膀胱镜检查结合组织活检，具有重要意义。一般在第一年内每隔3个月复查膀胱镜1次，以后每6个月复查1次，应持续2~3年，以便及时发现可疑病变并及早处理。

泌尿生殖系统肿瘤

什么是膀胱白斑

膀胱白斑病为少见的膀胱内病变，好发年龄40岁左右，女性多见。该病表现为膀胱黏膜层出现白色斑块，一般位于膀胱三角及颈部，偶尔可侵及整个膀胱黏膜层。本病病因尚不明确，可能为长期慢性炎症刺激导致鳞状上皮化增生所致。膀胱白斑的病理表现：膀胱黏膜出现单个或者多发性散在白斑，大小不一，因移形细胞转变为鳞状细胞，减少了细胞间的滑动功能，因而妨碍膀胱的正常膨胀和收缩，黏膜下层有大量炎症细胞浸润，血管扩张充血，肌肉增生，病灶周围水肿、充血。患者的主要症状为：尿频，尿急、尿痛，不易与慢性膀胱炎鉴别。据认为，膀胱白斑是正常尿路上皮对毒性刺

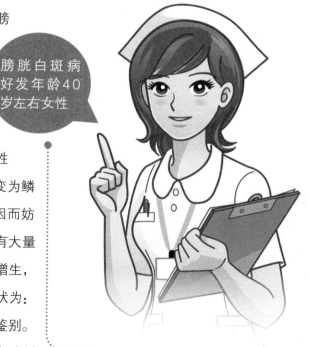

膀胱白斑病好发年龄40岁左右女性

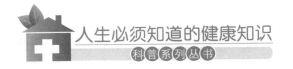
激的一种反应，因临床表现与慢性膀胱炎难以区别，对于有反复尿路刺激征，抗炎治疗无效的患者，需进行膀胱镜检查，膀胱镜检查+活检为唯一确诊方法。治疗上，首先要去除慢性致病因素，如膀胱结石应予碎石或手术取石治疗。经尿道膀胱镜激光或电烧灼有一定疗效，但常不能根治，须密切随访。膀胱白斑为癌前疾病或预示着在膀胱其他区域存在恶性病变，因此，应重视对该病的诊断、观察和治疗。

揭开膀胱肿瘤的层层面纱

张师傅又尿血了，这已经是这个月以来的第三次尿血了。话还要从当月初说起，张师傅第一次尿血，尿的颜色像洗肉水一样，淡红色，整泡尿都是红的，不疼不痒，张师傅没在意，觉得可能是上火了，随便吃了点消炎药，没几天尿颜色就正常了。可是一个星期后的一天晚上又尿血了，和上次一样，没有别的不舒服，过了几天就又"好了"。张师傅这回没敢大意，继续吃消炎药，可是没想到又尿血了，在老伴的陪伴下张师傅来到了医院。

医生详细问了张师傅的症状，然后严肃地对张师傅说：张师傅，我可要批评你了，尿血可不是小事。

血尿是膀胱肿瘤最常见和最早出现的症状，膀胱肿瘤引起血尿是由于肿瘤组织生长过快，血液供应不足，表面黏膜坏死脱落引起的。膀胱肿瘤血尿的特点有两个：①无痛性。也就是说没有什么不舒服的，不疼不痒，所以经常不被人们所重视，等到出现别的症状时才去医院，这时候往往都到中晚期了；②间歇性。间断发作，突发突止，可自行停止或减轻，两次血尿可间隔数天或者数月，甚至半年，给患者以治好的假象，从而未能及时就诊检查。因此，一旦出现无痛性血尿，要高度重视，尤其是40岁以上的人，需要一查到底。

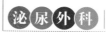

尿血了该怎么办呢

尿血是指尿液中含有较多的红细胞。显微镜下每高倍视野红细胞数超过3个，称为"镜下血尿"；肉眼即可辨认的称为"肉眼血尿"。血尿常常是由泌尿器官的疾病引起的。人的尿液是在肾脏里生成的，经过肾盂、输尿管、膀胱、尿道排出体外，凡是这些器官有了病，都有可能出血，引起血尿。常见引起血尿的疾病有各种肾炎、泌尿系统感染、出血性膀胱炎、泌尿系结石、肾结核、肾肿瘤、膀胱肿瘤、肾及尿道损伤等。而尿血的严重程度与疾病的严重程度无关，也就是说，不要以为只是镜下血尿就没有关系，一旦出现血尿就应该到医院诊治。一般可以先化验一下尿中红细胞的形态，如果红细胞形态不规则，有大有小，就说明是内科性血尿，要去肾内科进一步检查，如果尿中红细胞形态均一、正常，就说明是外科性血尿，需要到泌尿外科进一步检查。虽然引起血尿的原因很多，但是在泌尿外科患者中，约有50%的血尿是由膀胱肿瘤所致。常用的检查方法有：尿常规、B超、静脉肾盂造影、尿细胞学检查，甚至还要做CT、膀胱镜等。自己千万不能随便吃药，如消炎药、止血药等，因为随便吃药可能掩盖病情，延误诊治。有时某些少见疾病在全面检查后仍然不能找到血尿的原因，这时，要注意休息，多饮水，并且定期到医院复查。

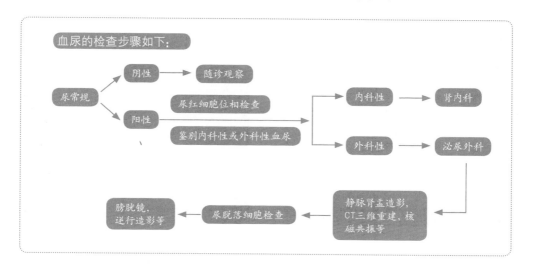

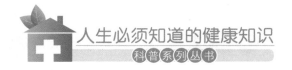

怎么诊断膀胱肿瘤呢

膀胱肿瘤常表现为尿血，可以是肉眼能看到的尿色发红，或者是化验检查时尿红细胞阳性，血尿时好、时坏。也可以表现为尿频、尿急、排尿困难和下腹部疼痛不适，出现上述症状时要及时到医院就诊。诊断膀胱肿瘤最常用的方法是B超检查，检查时要憋尿，并且可同时检查肾脏、输尿管、前列腺，这有助于膀胱癌的分期。但是，B超检查膀胱时，膀胱前壁因靠近探头，因此是盲区，有时还要借助其他检查。CT或者核磁共振（MR）检查对诊断膀胱肿瘤有一定价值，可以发现一些小的肿瘤，并有助于判断肿瘤的分期，帮助医生决策治疗方案，当患者对造影剂过敏时可使用MR。另外，目前应用CT、MR仿真膀胱镜可以取得良好的诊断效果。诊断膀胱癌最可靠的方法是膀胱镜检查和活检，它可以在直视下明确肿瘤的数目、大小、形态、部位以及周围膀胱黏膜的异常情况，同时还可以对肿瘤和可疑病变进行活检以明确病理诊断。膀胱镜下，膀胱肿瘤多表现为水草样、菜花样等形状。做膀胱镜检查会有些痛苦，会对人体造成轻微损伤，并有一些盲区。因此，在诊断膀胱肿瘤时常采用多种方法，综合判断。

这一查不要紧，果然查出了膀胱肿瘤，没啥说的，住院吧。住进医院，张师傅就着急了，催着大夫赶紧手术呀。

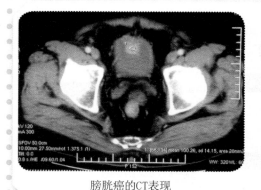

膀胱癌的CT表现　　　　　　　　膀胱镜下诊断膀胱癌

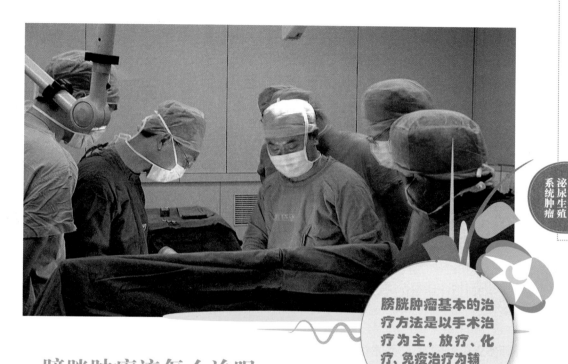

膀胱肿瘤基本的治疗方法是以手术治疗为主，放疗、化疗、免疫治疗为辅

膀胱肿瘤该怎么治呢

　　主治医生说：一旦确诊了膀胱肿瘤，应根据肿瘤的分级、分期和患者的全身情况等综合分析后制订治疗方案，基本的治疗方法是以手术治疗为主，放疗、化疗、免疫治疗为辅，目前最常用的手术方式是经尿道膀胱肿瘤激光或电切除术。这是一种微创的治疗方法，具有损伤小，恢复快，可以反复进行，此方法通常是诊断和治疗相结合的方法，适用于早、中期浅表性肿瘤。由于激光具有精确切割的特点，因此，激光手术可以达到膀胱部分切除术的效果。膀胱部分切除术适用于输尿管口附近的肿瘤，浸润较深，无法做激光或电切术的患者，此类手术创伤相对较小，并能保留膀胱排尿功能。随着激光和电切技术的进步，这类手术应用得越来越少了。最后是膀胱全切术，就是切除整个膀胱，适用于中晚期膀胱肿瘤，这是一个大手术，创伤大，出血多，且需尿流改道，对患者的生理、生活和工作都有一定影响。因此，人们对尿流改道的方式进行了多方研究，如新膀胱、改良乙状结肠

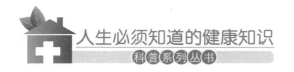

膀胱术等，尽量避免以往需腹壁造瘘，长期佩带尿袋等不便，而是通过原有尿道或者肛门排尿的方法，大大提高了患者的生活质量，已被越来越多的患者所接受，尤其适用于年纪较轻的患者。

除手术治疗外，还有放射治疗，但是膀胱癌对放疗不敏感，因此，只作为一种姑息的治疗方法。对已有转移的膀胱肿瘤以化学治疗为主，化疗常用的药物有顺铂、阿霉素、长春碱、氨甲蝶呤等。目前较常用的是M-VAC化疗方案，对控制淋巴和肺转移有较好效果。近年还有一些射频消融和超声消融等治疗方法，具有相对创伤小，恢复快等优点。

膀胱肿瘤术后注意事项及预防

幸好张师傅发现得还算早，医生决定采用膀胱镜下用2微米激光切除肿瘤。张师傅立刻就同意了。手术很快就做完了。手术做完后的当天，还给张师傅的膀胱里灌了一些药水，挺疼的呢，听护士说叫什么膀胱灌注，不过，张师傅恢复得很快，没几天就要拔尿管了。但是，小肚子有点不舒服，张师傅对什么膀胱灌注还是有些担心，就来问主治医生。

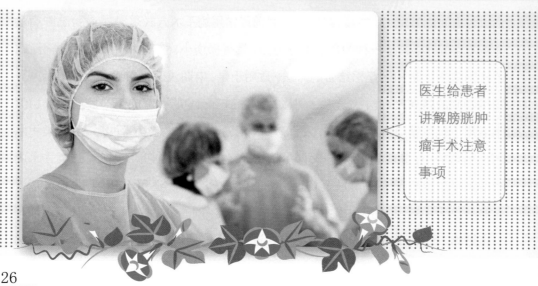

医生给患者讲解膀胱肿瘤手术注意事项

医生说：因为膀胱肿瘤具有多中心性和术后易复发的特点，所以膀胱肿瘤在激光或电切术后需要进行膀胱腔内灌注，就是将一些化疗药物或者卡介苗注入膀胱，保留一段时间后再排出，这种膀胱腔内化疗副作用很小，不会出现普通化疗后的恶心、呕吐、脱发、骨髓抑制等副作用，一般只出现一些尿急、尿频、尿痛等尿路刺激症状，只要口服些消炎药就可好转，灌注卡介苗的少数患者会有低热、结核性膀胱炎，经抗结核治疗后症状都能消失。

膀胱灌注前要先排尿，排空膀胱再灌注，不要饮水，保持膀胱内较高的药物浓度，灌注后定时更换体位，平卧、俯卧、左侧卧、右侧卧、站立、头低脚高位等，根据不同的药物要求，按时排尿，不要有意憋尿延长时间。研究显示：如果药物在膀胱里憋的时间太长，不良反应会增加，而治疗效果没有变化。灌注后会有一些尿路刺激症状，如尿急、尿频、尿痛，这些可能与药物刺激或者膀胱炎症有关，适当服用一些消炎药物就可以了。如果灌注卡介苗，个别的患者会出现结核性膀胱炎，就需服用抗结核的药物了。如果灌注期间上述症状持续存在，或者出现血尿，就要到医院检查，防止肿瘤复发。

膀胱肿瘤容易复发，
手术后还需要什么治疗呢

主治医生明白张师傅对膀胱灌注还有些疑惑，就接着说：膀胱肿瘤具有多中心性和术后容易复发的特点，单纯手术治疗复发率较高。因此，为防止复发，术后应立即进行膀胱腔内化疗，较常采用的是化疗药物膀胱腔内灌注，主要用的化疗药物有吡柔比星30毫克，丝裂霉素40毫克，羟基喜树碱10毫克等。在膀胱灌注前应排空尿液，以保持膀胱腔内药物的浓度，每种药物在膀胱内保留的时间不同，在此期间内要求定时变换体位，如平卧、左侧卧、右侧卧、俯卧等，以使药物与膀胱各壁充分接触，提高治疗效果，然后排尿即可。一般要求术后24小时内立即进行一次膀胱

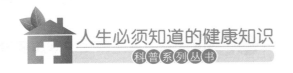
灌注，以后每周灌注1次，连续8次，然后每月灌注1次，连续10次，这样就是灌注了1年。1年后如果没有复发等情况就不需要灌注了，但仍需定期复查。如果灌注期间有复发，那就得重新开始计算了。

张师傅还是有些担心，万一肿瘤复发了，自己还不知道，这不就又耽误了吗？主治医生听后，认真地说：张师傅的担心是有道理的，膀胱肿瘤术后一定要定期复查呢。

复查

膀胱肿瘤患者术后复查的目的是早发现、早治疗。术后复查的方案根据当时手术方式的不同而不同。①激光或者电切术后：应每3个月做一次膀胱镜检查，必要时（如中途有尿血等情况）还要提前，这样持续1年，如果一切正常，以后可逐渐延长间期，半年1次，1年1次，一般是5年为一个周期，个别严重患者还需终生复查。②膀胱全切术后：这种手术应用于肿瘤较严重的患者。因此，术后复发、转移的危险也比较大，一般转移多发生在头2年，3年以后就很少出现了。术后第三个月需要做一次全面检查，包括血常规、尿常规，血生化，胸片，肝脏、肾脏、腹膜后的超声等，如有问题需进一步做CT检查，没有问题可以逐渐延长复查间期，需要终生复查。

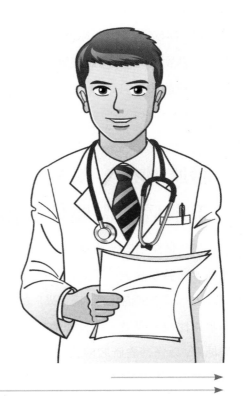

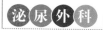

膀胱肿瘤和以前得的膀胱结石有关系吗

主治医生告诉张师傅：长期结石刺激容易诱发膀胱发生鳞癌。在结石的刺激下，膀胱的移行上皮细胞可以发生渐变，转变为鳞状上皮细胞，发生癌变。因此，膀胱结石必须要及时处理，并且积极寻找产生膀胱结石的原因，治疗原发病，如前列腺增生、泌尿系统感染等，避免结石反复发生。但是根据张师傅的情况，他的膀胱肿瘤应该与膀胱结石没什么关系。

怎么会得膀胱肿瘤呢

主治医生耐心地说：膀胱肿瘤好发于中、老年人，男性多于女性，男女发病率之比约为3：1。膀胱肿瘤的发生与多种因素有关，既有内在遗传因素，又外在环境因素，已知的环境因素有职业、吸烟、慢性炎症、结石或异物、某些药物、寄生虫病、细菌或病毒感染等，接触乙萘胺、联苯胺、四氯基联苯的工人膀胱癌的发病率明显高于其他工人，比正常人高出25倍左右，即使脱离接触十几年后仍可发病。另外，从事油漆、印刷、燃料等职业的工人也是高发人群。吸烟者发生膀胱癌的概率是非吸烟者的4倍，膀胱癌发生的危险性与吸烟量、时间、烟雾吸入程度以及目前是否吸烟相关。慢性炎症、结石或异物与膀胱鳞状细胞癌的发生相关，截瘫长期留置导尿管的患者中有2%~10%发生膀胱癌。环磷酰胺等药物可增加膀胱癌的发生率达9倍

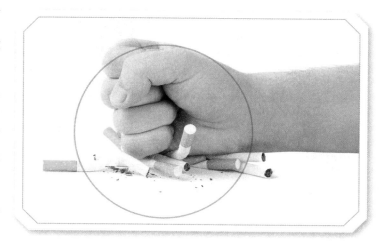

系统肿瘤 泌尿生殖

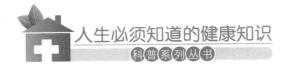
之多。膀胱肿瘤发生的预防可通过改变上述环境因素而获得。

如何预防膀胱肿瘤呢

主治医生慢慢地说：①戒烟：因为膀胱癌死亡的男性中，有一半有吸烟史，二手烟也可导致女性患膀胱癌。②避免接触某些化学物质：如果在工作中必须接触含有芳香胺类的化学品，一定要采取相应的安全措施，普遍使用此类化学物质的生产制造行业有橡胶、皮革、印刷材料、纺织品和油漆。有些染发剂、色素等也会导致膀胱癌。③喝充足的水：研究表明大量喝水能有效降低患膀胱癌的危险，坚持每天喝6杯水的人，患膀胱癌的机会比那些每天只喝1杯水的人低一半，其机理是流经膀胱的液体可稀释致癌物质并及时将他们排出体外，减少了这些致癌物质对膀胱的刺激。④注意饮食：多吃新鲜的蔬菜水果，有利于补充多种维生素，增强人体的抗癌性能。在日常膳食方面，大量摄入水果、蔬菜的人，膀胱癌发生率下降，尤其摄入十字花科蔬菜如卷心菜、菜花、萝卜、白菜、油菜、荠菜以及猕猴桃、无花果、香蕉、大枣等鲜果者。膀胱癌与脂肪的摄入呈正相关，所以要少吃油腻的食物，而与维生素A和类胡萝卜素呈负相关。

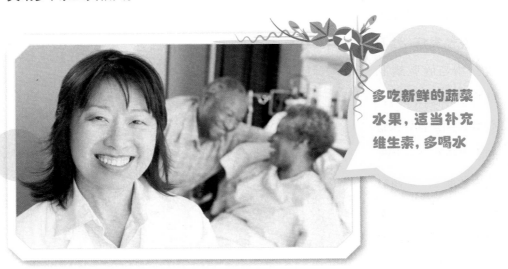

多吃新鲜的蔬菜水果，适当补充维生素，多喝水

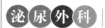

膀胱肿瘤术后如何预防肿瘤复发呢

预防膀胱癌的复发需要患者和医生的协作。患者要树立战胜疾病的信心,遵从医生的建议,首先是要戒烟,避免其他致癌物的接触,包括苯胺染料。除此之外,医生可能会建议用些治疗手段来减少复发的可能,包括免疫治疗如卡介苗或者干扰素,化学治疗如丝裂霉素、吡柔比星、表阿霉素和其他药物。这些药物直接注入膀胱以杀死癌细胞,防止肿瘤复发。饮食方面,膀胱癌患者术后饮食上应该多食易消化、富含营养的食物,多吃新鲜的蔬菜水果,适当补充维生素,多喝水,少吃或忌吃高糖、高脂、高蛋白和高热量的食物,如大鱼大肉等。一旦复发,需要再次评估,包括膀胱镜、CT等检查,确定肿瘤的病期、进展情况,然后进行针对性的治疗,没有侵犯肌层的膀胱癌可以做电切手术,侵犯肌层的膀胱癌,身体条件能够承受的话,应该做膀胱全切术。只要早期诊断多数膀胱癌复发只是在膀胱局部,部分转移到其他脏器,因此不会危及生命。患者要消除恐惧心理,建立良好的心态,积极参加锻炼,按照医生要求定期复查,包括膀胱镜、超声检查等。当然像张师傅这样的发现较早的膀胱肿瘤,首先就要戒烟,消除致病因素。

泌尿生殖
系统肿瘤

膀胱肿瘤治疗效果如何

医生和蔼地说:总的来说膀胱癌的治疗效果比较好,疗效与肿瘤的浸润深度、病理类型和肿瘤的恶性程度有关,膀胱癌中最常见的移行细胞癌治疗效果最好,而少见的鳞癌、腺癌治疗效果较差。对于移行细胞癌来说,早期5年存活率达90%以上,晚期伴有淋巴结转移时5年生存率不到20%。但是,像张师傅这样是早期情况,治疗效果应该是不错的。

自从张师傅得了膀胱癌,全家上下一片哗然,家里人也没有瞒着张师傅。张师傅有文化,想瞒也瞒不住。家人急忙联系住院、检查、手术。一切似乎又都很顺利,张师傅恢复得很快,儿子都说毕竟是微创手术,效果就是好。出院时,医生再三叮嘱

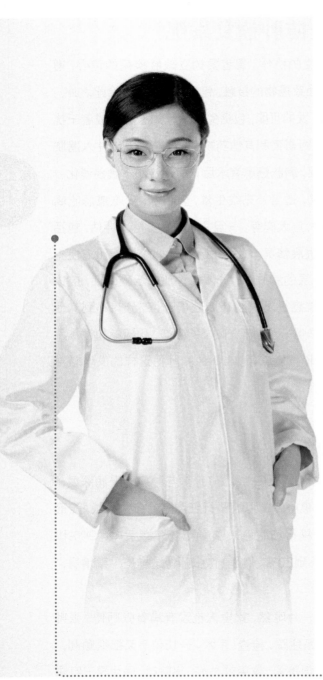

张师傅：别忘了每周膀胱灌注，每3个月复查（膀胱镜检查）。张师傅一听就懵了，每次膀胱灌注插尿管疼着呢，膀胱镜检查就更甭提了，这哪是人遭的罪啊！本来癌症就是恶性病，张师傅心想还不如在家好吃、好喝，能活几天算几天。可是家里人不干，每次都连哄带劝，逼着去医院，说实话张师傅连死的心都有。没想到半年之后，膀胱镜一检查：肿瘤又复发了！这真是五雷轰顶，全家人都傻了，张师傅说啥也不去医院了，说不如死在家里算了，老伴也整天以泪洗面，还是儿子上网一查，发现不是一回事，就带着张师傅的病例资料再次来到医院，想咨询一下。医生详细听取了张师傅的病情，然后说：你们家属没有对患者隐瞒病情，这是对的。但是癌症并非不治之症，膀胱癌更是如此，膀胱癌是容易复发，目前原因不清楚，这和很多种因素有关，但是复发只是在膀胱局部，很少会转移，所以不会威胁到生命。即使肿瘤长得比较大了，需要做膀胱全切术，

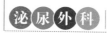

目前使用的新膀胱、改良MainzII手术，都不用带尿袋了，患者的生活质量也大大提高了。因此，膀胱癌并不可怕，一定要有强烈的生存欲望，坚持正确的治疗方法，接受正规的治疗，合理膳食，适当锻炼，保持良好的心态，膀胱癌一定会治好的。儿子把医生的话原原本本地告诉了张师傅，张师傅这才放了心，再次到医院接受治疗。

这次治疗后，主治医生还说：膀胱肿瘤的特点就是好发于男性，中老年人易发，年轻人也可以得，但是年轻人的膀胱肿瘤一般分化较好，恶性度不高，预后也较好。一般膀胱肿瘤多为表浅性，仅在膀胱局部反复生长，轻易不会转移到远处，但是也有个别肿瘤一开始就浸润性生长，早期就发生远处转移。容易复发是膀胱肿瘤的特点，复发开始多在膀胱局部，但是复发后肿瘤的恶性度会逐渐升高，要引起重视。膀胱肿瘤的临床表现最主要的是血尿，但是血尿的严重程度与肿瘤的严重程度无关，也就是说，有些患者尽管只是镜下血尿，但是肿瘤可能已经有了转移。有些可能肉眼血尿很明显，甚至有血块，但是肿瘤并不大。

泌尿生殖系统肿瘤

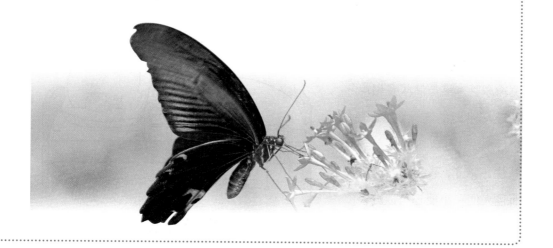

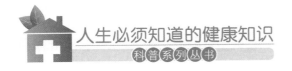
膀胱全切术后必须带尿袋吗

　　由于整个膀胱被切除，如何解决这些患者的贮尿和排尿功能，长期以来一直是国际上泌尿外科医师关注、研究和探索的热点。传统的方法，膀胱被切除后可采用尿流改道（可控或非可控造口）来解决上述难题。尿流改道是指尿液改由腹壁造口排出，可控"膀胱"需定时自家导尿，非可控"膀胱"则尿液会不自主流出至患者整天佩带的集尿袋中，尿流改道手术较 "膀胱"替代手术相对"简单"。但造口周围的皮肤容易发生炎症、溃疡等并发症；有时尿袋不慎掉落会致"水漫金山"，潮湿的衣裤、带有尿味的气味不但使患者心情沮丧和不快，而且有时会让患者处于非常尴尬的局面，最终患者变得害怕去公共场合，严重影响到患者的社交活动和身心健康。当然因尿袋、导管消耗引起的经济负担的增加、腹壁美观的影响也是这类手术非常明显的缺点。目前，国内外倾向利用肠道来替代"膀胱"，按照整形的手术方法，制作成新的贮尿囊，上端连接输尿管，下端直接连接尿道，避免了尿液从腹壁皮肤改道。这种原位膀胱重建术近年来在国际上越来越流行，新的"膀胱"不但有一定容量，而且保持较低张力，经过一定的训练后，患者基本能做到较为自如地排尿，满足其"正常排尿"的生理需求，显著提高患者的生活质量。还有就是通过肛门排尿，腹壁也没有造瘘口，术中将乙状结肠去管状化，做成一低压的储尿囊，双侧输尿管直接与储尿囊相连，不破坏肠道的连续性，术后3个月左右，患者就可以完全控制住尿液了，不会尿湿裤子，而且大便和小便还可以分开，也十分方便。

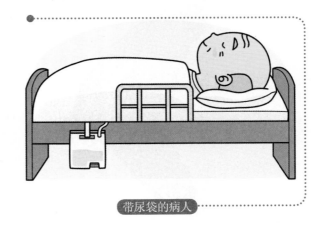

带尿袋的病人

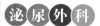
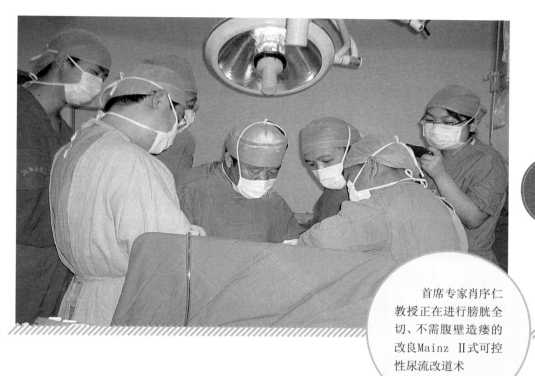

首席专家肖序仁教授正在进行膀胱全切、不需腹壁造瘘的改良Mainz Ⅱ式可控性尿流改道术

什么是改良Mainz Ⅱ式

　　膀胱全切是晚期膀胱癌的最有效治疗办法，但目前膀胱切除后尿流改道一直没有理想的手术方式，在Mainz Ⅱ式的基础上做了改良，以达到储尿囊低压、尿粪分流、防止尿路感染的目的。改良Mainz Ⅱ尿流改道术方法简便，不破坏肠管的连续性，将倒"U"形的乙状结肠纵形剖开缝合形成低压的贮尿囊。在输尿管植入贮尿囊后，将降结肠输出道拉至直肠壶腹部，并将贮尿囊与降结肠保持垂直，以防粪便进入贮尿囊，达到尿粪分流防止尿路感染的目的。该术式充分利用肛门括约肌的功能控制排尿、排便，免除了腹壁造瘘的不便，术后3个月左右，患者就可以完全控制住尿液了，不会尿湿裤子，而且大便和小便还可以分开，患者的生活质量大大提高。

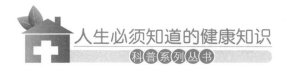

膀胱肿瘤术后如何护理尿路造口

膀胱肿瘤术后，尤其是膀胱全切，尿流改道手术后，护理非常重要，有尿路造口的患者应学会在排泄时如何料理造口卫生，患者需要使用一个特制的尿袋贴在腹壁开口处，以收集尿液而确保不会泄漏。同时每天用温水清洁造口周围皮肤，轻轻擦干，有尿液外溢时，要立即擦洗干净，及时更换衣服被单。目前，市场上有售带底盘的尿路造口袋，使用时将底盘直接粘贴在造口周围皮肤上，其密封度良好，尿液不会外溢，袋底有阀门，装满尿后打开阀门引流出尿液。夜间睡眠时再接一个引流袋，将其悬挂于床下，使排出的尿液引流到引流袋内，保证夜间睡眠不受影响，解除尿液外溢浸湿衣被之忧。在患者掌握好造口护理和尿袋使用技术之前，可能会发生尿液泄漏，腥臊之气外溢的现象，使患者感到苦恼、烦躁、紧张、难堪等。家属应该理解患者这种心情，耐心劝导患者，帮助做好护理清洁工作，适当用些香水，可使异

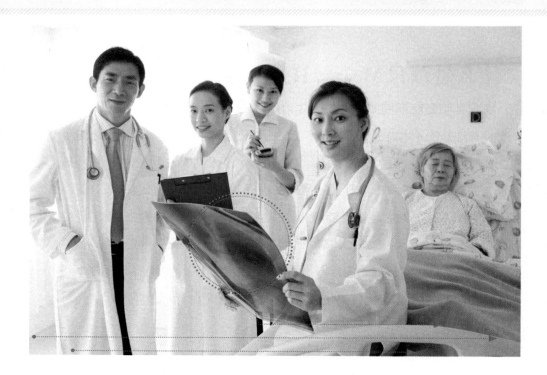

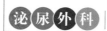
味明显减轻。家属的理解和良好帮助，可使患者打消顾虑，安心休养。患者也要学会对造口的观察，若发生异常时，要请医生检查处理。造口周围发生苍白水肿时，可用50%硫酸镁或纯甘油湿敷；造口周围皮肤受尿刺激浸湿而发生糜烂、湿疹时，可用氧化锌软膏或可的松软膏涂抹；若出现红肿和分泌物，应及时就医使用抗生素治疗。平时要注意多饮水，勤倒尿，尿袋不要抬得过高，防止尿液返流到体内，还要碱化尿液，可以口服些碳酸氢钠片等，并注意预防泌尿系感染。患者平时可以穿宽松肥大、不束腰带的裤子，以隐蔽所佩带的尿袋。这样，即使在公共场合也和正常人一样，看不出是尿路造口的患者。

患者还可以和已经做了尿路造口术多年的患者交谈，听听他们的处理方法和经验，请他们在方法上给予一些具体的帮助指导，经过一段时间的适应，造口术患者全身情况恢复后可正常生活和工作，但不宜从事过于繁重的体力劳动。保持良好的心态，心情舒畅，适当运动对于身体恢复和抗肿瘤都很有好处。

膀胱全切除术后生活上需要注意些什么

首先要为患者进行心理疏导，为患者提供有关肿瘤的信息和情感上的支持。对全膀胱切除尿路改道和重建的患者，应说明手术的必要性以及改道后如处理得当，不致影响日常生活和工作，以坚定治疗的信心。手术前，对尿路改道的患者手术前3天开始准备肠道。吃少渣半流质饮食，术前1天改为流质饮食。链霉素1克，每日2次，并补以维生素K。每日低压盐水灌肠，术前晚清洁灌肠，至排出液澄清为止。术后接通伤口引流管、膀胱造瘘管、输尿管引流管，并做好标记，妥善固定，防止移位、掉入体内或脱出，搞清各种管的通向和作用，勿接错，勿使管受压、扭折，保持通畅。必须仔细观察引流液颜色、性质和量。各种管道应无菌处理，每日更换引流瓶及尿袋，防止污染，严格执行无菌操作。引流瓶或袋不能高于患者插管口平面，必要时先夹住引流管，防止逆流感染。记录24小时出入量以测定肾功能。对于3天内膀胱造瘘管脱出者，应与医生联系及时妥善处理。

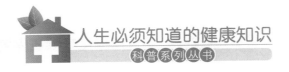

 前列腺癌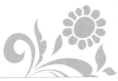

前列腺的位置

　　前列腺位于盆腔的最下方，上接膀胱，前方有耻骨联合，后方有直肠，位置很深，表面无法摸到，只能通过直肠才能摸到前列腺的后面，这就是医生常说的前列腺的指检。通过指检可以大致判断前列腺有没有增大，有没有长东西，另外还可以挤压出前列腺液用来化验。因此，前列腺指检虽然只能摸到前列腺的后面，但对医生的帮助很大。前列腺的外形像个栗子，男性尿道从前列腺穿过，因此当前列腺有问题时经常表现出小便不适的症状，如尿频、尿痛、排尿困难、尿血等症状，严重时，前列腺还会挤压到他后面的"邻居"——直肠，表现出便秘等症状。

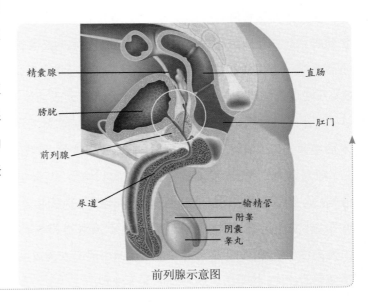

精囊腺

直肠

膀胱

肛门

前列腺

尿道

输精管

附睾

阴囊

睾丸

前列腺示意图

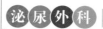
前列腺有哪些功能

前列腺是男性生殖器附属腺中最大的实质性器官。前列腺细胞能持续分泌一种较稀薄的无色乳状液，即前列腺液，占射出精液量的1/3~1/10，其内包含很多种物质，如锌，它对提高精子活力和抗病能力很重要。另外还有很多种的酶类，对精液的液化，维持精液的渗透压和提供精子的营养动能发挥重要作用。另外，前列腺还产生的酸性磷酸酶（PAP）及前列腺特异性抗原（PSA）。后者仅在前列腺中存在。这两种物质对前列腺癌的诊断有很大帮助。

揭开前列腺癌的层层面纱

陈大爷尿频，排尿困难的老毛病又犯了，晚上要去4~5次厕所，没法睡了。其实，陈大爷快70岁了，平时身体硬朗，没啥病，就是前列腺不好，医生说是前列腺增生，一直吃药，控制得还可以。可是最近不知怎么搞的，症状越来越重了，没办法，陈大爷再次来到医院，医生详细问了问病史，说要做个B超和抽血化验PSA（前列腺特异性抗原）。结果很快就出来了，B超上就是说前列腺增生，PSA的值比正常稍高一点，是8纳克/升（正常值是0~4纳克/升）。拿着检查结果，陈大爷找到医生，希望开

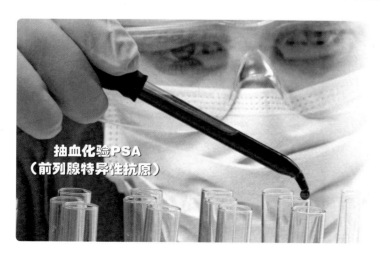

抽血化验PSA
（前列腺特异性抗原）

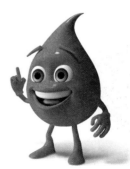

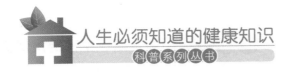
点药回家接着吃，可是医生挺重视，先做了个直肠指诊，摸了摸前列腺，又开了一大堆检查，像核磁共振，还要前列腺穿刺呢。陈大爷有点不高兴地说：我这前列腺增生都快10年了，不用这么查了吧。医生摇摇头说，不行，您的PSA太高。您平时一直吃保列治（治疗前列腺增生的基本药物），化验的PSA要乘以2才是您的实际值，这样就是16纳克/升。PSA是什么意思？陈大爷还是头一回听说这个东西。

医生解释道：PSA就是前列腺特异性抗原（Prostatic Specific Antigen）的缩写，是一种糖蛋白，前列腺腺体和导管的上皮细胞分泌PSA进入前列腺管腔，随精液排出体外，一般不会入血，正常人血中几乎测不到PSA，但当炎症、肿瘤等破坏了前列腺上皮细胞，就会导致PSA入血，那么就能在血中检测到升高的PSA了。正常PSA值是0~0.4纳克/毫升，如果发现大于此值就需进一步检查。血液中PSA以游离和复合性形式存在，以后者为主，正常人游离PSA/总PSA（游离+复合性PSA）＞0.15，而前列腺癌患者血液中该比值较低。目前，临床上应用PSA作为前列腺癌的一种筛查方法，还用于对前列腺癌患者观察治疗效果和监测复发。

PSA高了是不是就是得了前列腺癌啊

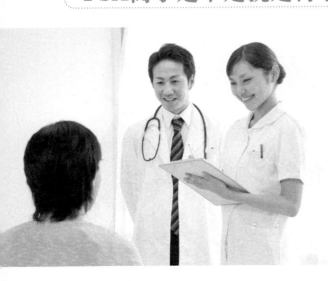

医生说：那倒不一定。由于检验PSA是一项敏感而简便的前列腺癌的筛选手段，目前已被广泛应用于老年男性的体检中，常有不少体检者，因PSA检测结果高于正常，而担心自己患上了前列腺癌。其实，PSA的增多与减少常常受到许多因素的影响，如急性前列腺炎时，会使血清PSA数值明显升高；

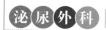

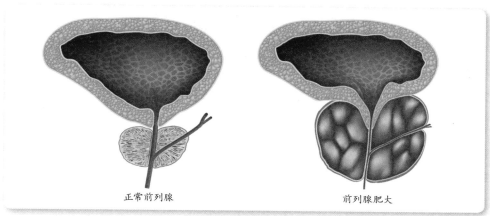

正常前列腺　　　　　　　　　　前列腺肥大

良性前列腺增生

PSA还受前列腺体积大小的影响,如前列腺重度增生时,常会引起不同程度的PSA升高。另外,尿潴留、直肠指诊、导尿、膀胱镜等操作检查等都会引起PSA升高。因此,当遇到有急性前列腺炎、前列腺重度增生、前列腺刚做过各种检查和操作后,发现PSA的升高应考虑是假性升高。在查PSA之前要避免以上情况。另外,检查前3天内不要长时间骑自行车,不要同房等。遇到这种情况时需要仔细加以分析,辨别真伪,并择期复查PSA,切莫为假象而虚惊,也不能因疏忽而漏过癌症发出的信号。

　　PSA的检测不能代替组织细胞学的检查,当反复检验PSA数值仍居高不下或逐步升高时,就高度怀疑前列腺癌了,前列腺穿刺活检就成为了判断前列腺是否发生癌变的"法官"。因此,PSA只是为医生和患者提供了一个前列腺癌的危险信号,警示人们早期发现癌症得以早期治疗。所以陈大爷还要好好查查呢。

PSA既然不能诊断前列腺癌,那这项检查有什么意义呢

　　前列腺特异性抗原(PSA)只存在于前列腺泡及导管上皮细胞胞浆中,是前列腺癌较特异的标志。阳性率高于63%,用于诊断前列腺癌、鉴别转移性腺癌的来

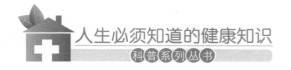
源，判断疗效和预后。测定血液中的前列腺特异性抗原含量，可知道是否患了前列腺癌，且病情愈严重，前列腺特异性抗原值愈高。这是目前公认的早期诊断前列腺癌的有效方法之一。另外，通过对前列腺特异性抗原的测定，还可敏感地确定某些组织是否来源于前列腺，其准确性可达100%。PSA不仅仅可以作为早期筛选前列腺癌的指标，还可以作为前列腺癌治疗后随访的一个重要指标。前列腺特异性抗原（PSA）已被广泛应用于前列腺癌的筛查和诊断。需注意的是，PSA虽是目前最好的前列腺癌指标，但还不理想，因为PSA是前列腺特异性抗原而非前列腺癌特异性抗原，任何前列腺疾病都可造成PSA升高。PSA水平在监测治疗成败和疾病复发中的价值都是不容置疑的。在受质疑的前列腺癌筛查中，PSA也有一定作用，关键在于如何合理应用。同时还要注意，随着年龄的增加，PSA水平也升高，要结合年龄分析。精液中的PSA浓度虽高，但到目前为止尚无临床应用价值。

什么是前列腺癌呢

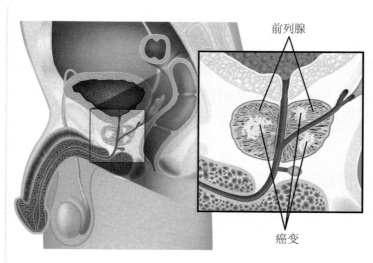

前列腺

癌变

前列腺癌

前列腺癌的症状没有特异性，很容易与前列腺增生相混淆。但是，可以应用前列腺特异性抗原（PSA）进行检查，这是一种很方便的筛查方法，虽然结果需要进一步分析和前列腺穿刺来证

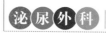

实，但是目前应用最广泛的早期检查方法了。早期前列腺癌可以通过前列腺癌根治术得到彻底治疗，前列腺癌对放疗效果也极佳，也可以达到治愈的目的。另外即使在肿瘤晚期，如有了骨骼、淋巴结的转移，还可以通过抑制雄性激素来缓解症状，也可以明显延长患者的寿命。因此，根据不同的前列腺癌患者可以选用不同的治疗方法，患者一定不能丧失治疗的信心。还有少部分患者，因为高龄，身体素质差，或者发现疾病在很早期，还可以不用任何治疗方法，严密观察就可以了，尤其是在中国人中，本身前列腺癌进展就慢，得了前列腺癌也不会影响寿命。

陈大爷一听，点头说：我听大夫的，查吧。很快，核磁共振的结果也出来了，还是说前列腺增生。这回陈大爷放心了，拿着结果来找医生开药。可是医生就是不开药，又给他开了一个检查单：B超引导下前列腺穿刺活检。陈大爷一打听，这检查还有些痛苦，并且还有风险，弄不好会大出血、感染什么的呢！陈大爷就不想做了，这天在老伴的陪同下第三次来到医院，一见到医生，陈大爷开门见山地说：大夫，前列腺穿刺有危险，还可能会导致肿瘤扩散呢，我不想做。

医生耐心地解释说：所谓穿刺活检就是经肛门或会阴，在超声波的引导下，用细小的带有倒钩的穿刺针，向前列腺穿刺，"钩"出几块可疑的前列腺组织来，放在显微镜下观察，进行组织细胞学的病理检查，一旦查到了癌细胞，"法官"就可以下达前列腺癌的"判决"了。因此，前列腺穿刺是前列腺癌诊断的"金标准"，是十分重要的。前列腺穿刺是比较安全的，目前还没有发现穿刺会导致癌细胞的扩散或者转移。但是，在穿刺之后不能马上进行前列腺切除手术，因为刚穿刺完，局部会有一些出血、水肿、粘连，会给手术带来一些麻烦，需要穿刺后6~8周再手术，这样就没事了，虽然要等上一段时间才能治疗，但是，与他的诊断价值相比，这种穿刺是完全值得的、必要的。

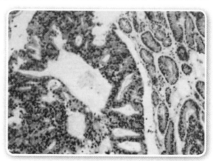

前列腺癌的病理图片

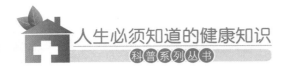
哪些患者需要做前列腺穿刺活检呢

（1）PSA大于10。

（2）PSA为4~10，但是F/T小于0.16。

（3）当直肠指诊发现前列腺有结节，或者B超、核磁共振提示前列腺可疑结节时，无论PSA是多少。

以上所指的PSA均为2次化验结果。

前列腺穿刺前后需要注意些什么呢

医生继续解释说：前列腺穿刺一般是经过直肠或者会阴部，因此穿刺前需要清洁肠道，灌肠1~2次，并需要服用一些抑制肠道细菌的药物，如甲硝唑，庆大霉素等，穿刺当天饮食要注意，要吃一些好消化的，清淡饮食，量也要少。另外，因为前列腺癌多为老年患者，可能伴有心、脑血管疾病，长期服用一些活血药物，如阿司匹林、丹参滴丸等，需停用2周以上才可以穿刺，以免引起大出血。

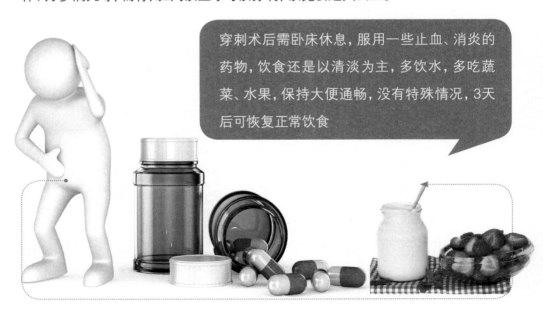

穿刺术后需卧床休息，服用一些止血、消炎的药物，饮食还是以清淡为主，多饮水，多吃蔬菜、水果，保持大便通畅，没有特殊情况，3天后可恢复正常饮食

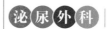

术后出现少量的尿血，大便出血或者轻度会阴部、肛门胀痛都属于正常现象，几天就会消失。但是，如果出现高热，血尿或者便血较重时，就需及时到医院就诊。

第二天陈大爷就做了前列腺穿刺，几天后病理结果就出来了，不幸的是陈大爷得的就是前列腺癌。

前列腺增生会转变成前列腺癌吗

听了陈大爷的问题，医生说道：前列腺增生是老年男性的常见病、多发病。约50%的老年人患有不同程度的前列腺增生。前列腺增生发病的实质是老年男性性激素分泌失调所致，也就是体内睾酮水平降低，而雌激素水平相对增高，前列腺组织内双氢睾酮浓度增高。长期以来医学界特别关注前列腺增生和前列腺癌的问题，能否说明前列腺增生与前列腺癌发生有关系呢？前列腺增生发展为前列腺癌不是一个普遍规律，前列腺增生发生于前列腺的移行区和尿道周围腺体区，而前列腺癌则多发生于外周区包膜下腺体，两者虽共存于一个腺体但处于不同部位。从组织学上来说，前列腺增生与前列腺癌也是无关的疾病。前列腺增生是一种良性病变，这种病可以影响老年人的生活质量，但很少危及人的生命。前列腺癌和前列腺增生有时同时存在，但是两种独立的疾病，它们可同时发生在前列腺的不同部位，但互不相关，前列腺增生并不会转变成癌，也不增加前列腺癌的发病率。由此可见，前列腺增生和前列腺癌是两码事，前列腺增生与前列腺癌虽然是两种独立的疾病，但两者发病率均随着年龄增高而增加，在发病原因方面亦有许多共同之处。前列腺增生与前列腺癌没有因果转化的关系。

有的患者因为前列腺增生做了前列腺切除手术，但没过几年仍被查出患有前列腺癌，于是就怀疑当初主治医生没有把前列腺"切干净"。其实无论是开放手术还是经尿道手术，对外周区包膜的腺体并未切除，也就是说仍有可能患前列腺癌。手术

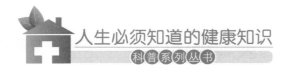
治疗前列腺增生等病症时，为保留尿路的连续性，一般只切除增生的腺体，保留了外包膜，就像剥橘子一样，只把橘子瓣拿掉，橘子皮还要保留。而前列腺癌好发于外包膜，也就是说做了前列腺切除术，并不意味着不会得癌。

前列腺癌有什么表现呢

　　医生接着耐心地解释道：和其他肿瘤相似，早期前列腺癌没有什么特殊症状，由于肿瘤局限未侵犯周围组织结构，此时往往没有明显的不舒服，随着肿瘤不断地发展，前列腺癌将会表现出多种不同的症状，主要有三方面的表现：①膀胱颈部梗阻症状：约75%的患者表现为排尿无力、尿流缓慢、排尿困难、尿频、夜尿增多，甚至尿潴留现象。偶尔还会出现血尿，这是因为肿瘤位于前列腺外周，只有肿瘤侵及尿道及膀胱黏膜时才可出现血尿。此症状与前列腺增生很相似，容易误诊；②压迫症状：肿瘤不断增大，压迫不同器官组织会引起不同症状，如压迫直肠导致排便困难、便秘、肛门坠胀不适。压迫输精管引起腰痛，患侧睾丸疼痛。压迫输尿管引起肾积水；③转移症状：前列腺癌最常波及的是患者的骨骼和淋巴结，少数会有肝脏和肺的转移，转移到骨骼会有骨痛、骨髓抑制、贫血，甚至骨折。转移到淋巴结可出现淋巴结肿大，下肢水肿。转移到肝脏可有食欲缺乏、发热、消瘦、乏力、贫血等症状，肺转移时可有咳嗽、咯血等症状。这些都是晚期症状。平时要定期体检，早期诊断，早期治疗。

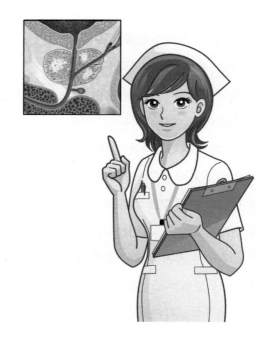

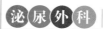
是前列腺癌了，
还用不用其他检查来诊断呢

前列腺癌在早期没有什么特异性症状，需定期普查体检可以发现早期的较小病灶。40岁以上有高度患病危险和50岁以上的男性每年应接受仔细直肠检查或常规体检，并且应该做PSA检查。前列腺癌的主要诊断方法如下。

（1）直肠检查：前列腺直肠检查是诊断前列腺癌的主要方法。在80%的病例中可获得诊断。对45岁以上的患者做直肠指检普查，可早期发现前列腺癌并可提高手术成功率。前列腺癌直肠指诊可触及前列腺被膜不规则，石样坚硬肿块。

（2）生化检查：目前临床上最常用的两个检查包括：①酸性磷酸酶（PAP）测定：应在直肠指诊及尿道检查24小时后进行，80%有远处转移的前列腺癌患者酸性磷酸酶增高，无远处转移者20%有酸性磷酸酶增高。因此，血清中酸性磷酸酶明显增高，提示有前列腺癌的可能；②前列腺特异抗原（PSA）：应在直肠指诊及尿道检查一周后进行。前列腺特异抗原是比酸性磷酸酶更敏感的肿瘤标志物，对于前列腺癌的诊断、临床分期、疗效观察、预后判断及监测复发都有重要意义。

（3）超声检查：最好是经直肠B超，

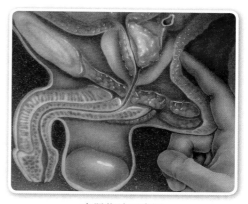

直肠指诊示意图

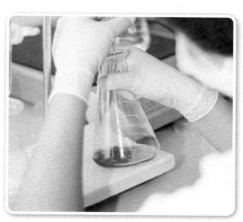

生化检查

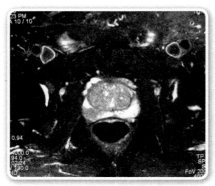

核磁共振检查所示的前列腺癌

可发现前列腺形态改变、移位，包膜反射不连续、不光滑，腺体内部出现光团、暗区等。可以作为辅助性诊断。

（4）骨扫描检查：常用来诊断前列腺癌的骨转移。

（5）核磁共振检查：图像清晰，分辨率高，且安全无痛苦，核磁共振检查可显示前列腺及周围组织的病变程度。

（6）穿刺活检：前列腺癌的绝对诊断依赖于组织的显微镜检查。在出现局部扩散和远处转移之前，只有局部硬结征象时，活检便可作出早期诊断，活检是诊断前列腺癌的最可靠检查。前列腺活体组织检查能提供细胞学诊断依据，对于早期前列腺癌的诊断具有重要意义。

现在，前列腺癌的诊断方法虽然不断改进，但仍无单一最敏感、最可靠的方法。在筛选患者时应从简到繁，先考虑无损伤检查，后考虑创伤检查。对可疑病例以前列腺活组织检查最为可靠。有时还需多次活检才能确诊，甚至有少数患者暂时还不能确诊，需采用等待观察的方法。因此，前列腺癌的诊断不容马虎。前列腺癌的诊断步骤大致如下：

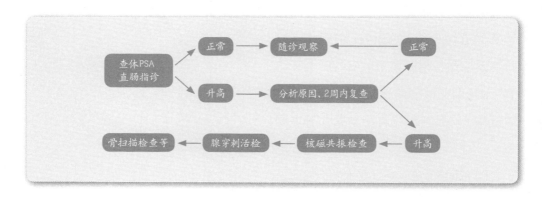

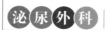

陈大爷听后就彻底服气了，既然这样，那就住院吧，该咋治就咋治，全听大夫的。医生说：别着急，我们还要仔细做些检查，才能确定治疗方案，说不定您还不需要治疗呢。什么？都得了癌了还不治？陈大爷心里有些纳闷。

医生看出了陈大爷的疑惑，赶紧解释道：被确诊为前列腺癌的老人，如果在确诊后积极进行手术或放化疗，其引起的副作用反而可能会缩短患者的寿命。年纪较大的前列腺癌患者，治疗过程中要先考虑其预期寿命。假设患者有小于10年的预期寿命，他很可能死于其他疾病，而非前列腺癌。因为，前列腺癌虽可致命，但是癌细胞发展缓慢，有的患者甚至在其有生之年，连明显的症状都没有出现，而他们的预期寿命却比前列腺癌发展的速度快。如果这一阶段进行手术以及放、化疗，无疑会缩短他们的预期寿命，并让他们的生活变得苦不堪言。还有一些患者在诊治其他疾病时偶然发现前列腺癌，这种前列腺癌常常在早期，并且恶性程度很低，尤其是中国人，前列腺癌本身进展缓慢，即使不做任何治疗，可以终身携带而不会危及生命。因此，对于上述情况，医学专家往往会建议患者严密随诊（Watchful Waiting），就是定期到医院检查，如果前列腺癌没有进展，就可以不管它。如果发生变化再治疗也不迟，不会影响寿命。因此，即使发现了前列腺癌，患者也不要有什么恐惧心理。

前列腺癌该怎么治呢

医生进一步解释道：根据前列腺癌的进展情况以及患者的身体情况综合决定治疗方案。目前，前列腺癌的治疗可分为前列腺根治术、放射治疗、内分泌治疗、化学治疗和免疫、冷冻等治疗方法。

（1）根治性前列腺切除术：主要适用于前列腺癌局限在前列腺以内者，身体情况较好，预期寿命在10年以上的患者，可以是开放手术，也可以采用腹腔镜的微创手术治疗，术中还可以进行盆腔淋巴结清扫，可以进一步抑制肿瘤的发展。

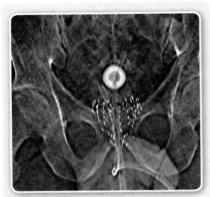

前列腺癌的粒子治疗（图中米粒大小的白色小点即为粒子）

（2）放射治疗：前列腺癌细胞对放射线很敏感，可以达到治愈的效果。可以采用外放射，也就是三维适形放疗，还可以采用内放射，就是将放射性粒子一次性经会阴放置在前列腺部位，起到杀死前列腺癌细胞的效果，放射治疗可缓解转移性骨痛。

（3）内分泌治疗：前列腺癌细胞大多数依赖于雄激素，内分泌治疗直接去除雄激素可抑制其生长。前列腺癌细胞愈像正常前列腺细胞者愈依赖雄激素，未分化癌及导管癌常不依赖雄激素，内分泌治疗无效。减少雄激素可以切除睾丸，也可以使用药物来抑制睾丸产生雄激素。另外，还需要口服一些药物来抑制肾上腺产生的雄激素，还有就是应用一些雌激素的药物。

（4）化学治疗：由于前列腺癌70%~80%依赖雄激素，故优先考虑内分泌治疗，化学治疗常在内分泌、放射等治疗失败以后采用。最常用的化疗药物是环磷酰胺。

（5）冷冻、免疫治疗：这种方法适用于前列腺肿瘤体积较大，或者前列腺癌组织用其他治疗方法减到极微量时，全身情况较差的患者，可以促进患者的免疫能力，使骨、肺等转移病灶发生退化。由于需要特殊的设备，目前尚未广泛使用。

什么叫内分泌治疗

内分泌治疗是目前前列腺癌非手术治疗的主要方法，尤其对于晚期前列腺癌患者来说有着不可替代的作用。内分泌治疗的方法主要有：

（1）睾丸切除术：雄激素由睾丸生成，切除睾丸可以迅速降低雄激素水平，从而有效阻止大多数雄激素依赖前列腺癌的代谢，使癌肿消退。缺点为睾丸切除术后可能出现阵发性发热、出汗、阳痿等，患者心理上难以接受等。另外，手术毕竟是一种创伤,有一定的风险性。

(2)内分泌药物治疗:抗雄激素药物(如福至尔、康士德等)、促性腺释放激素类似物(如抑那通、诺雷德等)和雌激素(如雌二醇氮芥)。其中前两种是目前应用较多的治疗方法。缺点是费用较贵等。

什么叫激素
非依赖性前列腺癌

多数前列腺癌患者(约占80%)在疾病初期可以通过抑制雄性激素来治疗,一般效果都较好,这就是激素依赖性前列腺癌。但是,一段时间后,中国人平均是2年左右,抑制雄激素治疗方法就没有效果了,就变成激素非依赖性前列腺癌了。还有少部分患者(约20%)一开始就对抑制雄激素治疗不敏感,就是激素非依赖性前列腺癌。对于激素非依赖性前列腺癌就要使用别的药物进行治疗了,如停用抗雄激素药物或者换用别的抗雄激素药物,使用肾上腺激素抑制药、雌激素类药物(如雌二醇氮芥),化疗常用的药物有多烯紫杉醇、米托蒽醌等。

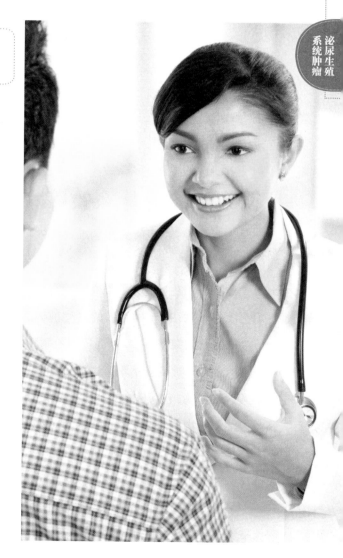

泌尿生殖系统肿瘤

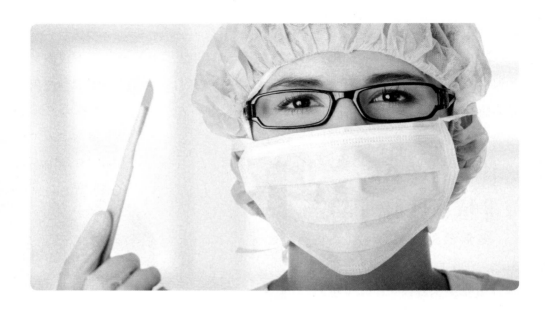

前列腺癌为什么要切除睾丸呢

医生解释说：由于前列腺是雄激素依赖器官，大多数前列腺癌是雄激素依赖性的，也就是当雄激素水平降低时，对前列腺癌的发展有一定抑制作用，而雄激素大部分是由睾丸产生的，切除睾丸后，可以降低体内雄激素的水平，起到减小癌肿和缓解症状的作用，为一种有效的治疗前列腺癌的姑息性手术，双侧睾丸切除术可以使体内雄激素大幅度减少，从而控制前列腺癌的发展。这种手术创伤小、并发症少，有一定的疗效。对某些不愿意做睾丸切除的患者，可采用黄体释放激素促效剂，如抑那通或诺雷德，也可使血中雄激素浓度明显下降，达到睾丸切除水平，即"药物切睾"。因此，药物切睾与手术切睾的疗效是一样的。

这下陈大爷全明白了，在医生的安排下，逐步完成了所有检查，最后，医生建议陈大爷做前列腺癌根治性切除术，术前还先用了3个月的内分泌治疗，就是每月打一针药，还得天天口服药物，医生说这叫新辅助内分泌治疗，说这样手术效果好。3个月后陈大爷完成了手术，也是用腹腔镜做的。现在的微创手术就是厉害，什么都能做了。

前列腺癌患者刚做完手术后能吃些补药吗

医生一听赶紧说：前列腺癌患者可以适当补充一些维生素和硒等微量元素，有助于肿瘤的控制和身体的恢复。另外，前列腺癌患者在进行内分泌治疗时常会出现骨质疏松，需要补充些维生素D和钙。但是，前列腺癌的患者一定不能服用壮阳补肾等保健品。因为这些药物可能含有一些雄激素或者雄激素类似物，而前列腺癌的治疗是希望尽可能减少雄性激素，所以这些物质可能会促进前列腺癌的发展。患者在服用一些补品时一定要看清说明书，了解他们的主要成分，必要时要找专科医生咨询，千万不要自己随便吃补药。

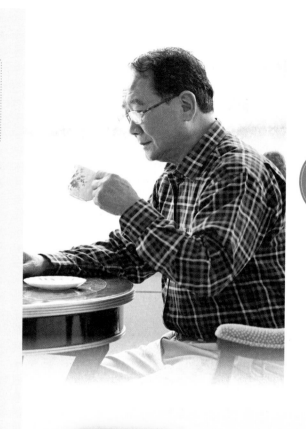

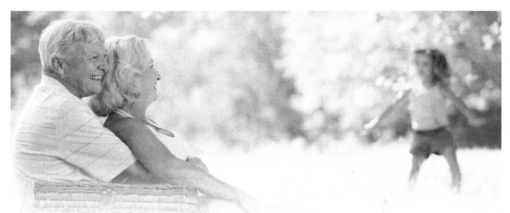

前列腺癌患者手术后生活上还需要注意些什么呢

医生继续解释说：前列腺癌根治术后早期会有轻度的尿失禁，这是因为前列腺切除后，膀胱颈部重新吻合的缘故，一般都能恢复，需要做提肛训练，可促进排尿功能的恢复，也就是收缩肛门并上提，可以每天练习3次，每次200~300下。如果3个月后仍然没有恢复，就要去医院检查一下，增加药物治疗和针灸治疗了，这种情况绝大多数都能恢复。另外，术后还要注意休息，避免剧烈运动，避免长时间骑自行车，久坐等。不要饮酒、吃辛辣食物，保持大便通畅，多饮水，多吃新鲜的水果、蔬菜，保持大便通畅。

前列腺癌根治术后还需要哪些治疗

医生说：前列腺癌根治术后要根据术后病理情况，看有没有盆腔淋巴结转移，肿瘤的恶性程度、侵犯深度等情况来决定是否需要进一步做内分泌治疗或者放疗。在术后随诊期间，如果发现PSA逐步升高，就需要治疗了。方法主要根据以前的治疗方案，可以加用放疗、内分泌治疗、化疗等其他治疗方法。如果原有的内分泌治疗失效时，可以停用抗雄激素药物，或者换用抗雄激素药物，加用雌激素等。

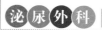
前列腺癌患者手术后如何复查

不同的治疗方法，前列腺癌患者的复查方法是不一样的。对于做前列腺根治性切除的患者在术后3个月要进行直肠指诊并化验PSA，以后每3个月复查一次，2年后改为每6个月复查一次，5年后改为每年复查一次，骨扫描、核磁共振等检查可以每年复查一次。但是，如果常规复查期间直肠指诊阳性，血PSA持续升高的话，则需立即进行核磁共振和骨扫描检查，如果存在肌肉骨痛的话，也要立即进行骨扫描。对于那些进行内分泌治疗的患者，第一次复查也是在术后3个月的时间，主要化验PSA，在头3个月时，要每月化验肝肾功能的情况，以免药物对肝肾的副作用。以后每3~6个月复查一次，如果血PSA持续升高，或者出现肌肉骨痛，则需进行骨扫描、核磁共振和其他影像学检查。

前列腺癌骨转移还能治吗

医生说：前列腺癌骨转移说明疾病已到晚期，但是还是有办法治疗的，应根据年龄、全身情况采用放疗、内分泌治疗、化疗等。可采用的治疗方法是，双侧睾丸切除（手术去势术），或者药物去势加服抗雄激素药物的内分泌疗法。如果单用去势术或抗雄激素药物治疗，长期效果不甚理想，以两者联合应用疗效好。单发的骨转移通过放疗治疗，可以明显缓解骨痛、骨折的并发症。另外，化疗可以使用双磷酸盐，对骨转移也有较好的疗效。在治疗早期需每月复查PSA，以后可以逐渐延长复查间期，如果发现PSA逐步增高时，可以换用其他药物治疗。因此，即使前列腺癌有了转移也是可治的，应配合医生积极治疗。

最后，老伴说最近他们的儿子小陈很郁闷，前列腺炎又犯了。这前列腺炎已经好多年来，反反复复的，这次是老爸住院前后忙活好几个月，就又有点不舒服了。症状虽然不是很重，而且小张都30多岁了，孩子也上幼儿园了，按理说前列腺炎也不是什么大毛病，小陈没必要这么担心。可是这次不同，小陈听一个医生朋友说：慢

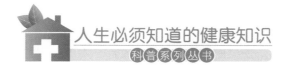

性、长时期的炎症刺激会导致肿瘤的发生。小陈心想：这么年轻得了前列腺炎，等老了会不会和老爸一样转变成前列腺癌呀。小陈就托他妈妈问一下医生。

医生解释说：目前还没有发现前列腺炎会导致前列腺癌发生的病例。前列腺炎多发生在青年人，随着年龄的增加，有些前列腺炎可以不治自愈。因此，目前多数学者认为前列腺炎与前列腺癌没有关系。

前列腺癌患者手术后会不会影响性功能呢

医生回答道：众所周知，前列腺癌会影响男性生殖器官的正常功能。不论吃药还是手术治疗，都会对性功能产生负面影响。过去对于手术治疗存有顾虑，是因为手术治疗后尿控制及性功能受到影响，大多数患者术后发生勃起功能障碍，发生率高达85%~95%，使得前列腺癌患者术后生活质量大大下降。近年来，随着对盆腔解剖及阴茎勃起生理的加深了解和手术技术的进一步提高，手术后尿失禁率已减至5%以下。如果患者能够早期发现前列腺癌，手术时可考虑保留与性功能有关的神经，也可以使半数的患者术后仍保留性功能。现在知道，术后阴茎勃起功能障碍主要是由于手术损伤了支配阴茎海绵体勃起的盆腔神经丛所致，而术中保留勃起神经不会影响肿瘤手术切除的彻底性。在此基础上，对耻骨后根治性前列腺切除术做了改良，从而大大降低了阴茎勃起功能障碍的发生率。

可以预见，随着前列腺癌各种诊断技术的不断提高，早期前列腺癌的发现率将不断提高，保留性功能的根治性前列腺切除术将为更多前列腺癌患者所接受。

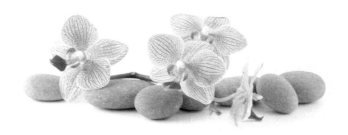

前列腺癌的发病和哪些因素有关

前列腺癌的发生与多种因素有关，如种族、生活习惯、环境因素等，但是越来越多的研究表明，饮食结构的不同也是关键的因素。前列腺疾病的发病率与男性的雄性激素、脂肪和胆固醇的摄入量以及生活方式有关，其中最关键的因素是饮食习惯。美国也曾做过一项针对不同族群前列腺癌发病率的调查，发现饮食习惯中油脂类摄取量较低的族群前列腺癌的发病率也相对较低，而且差距高达20倍。调查中，前列腺癌发病率最低的是日本人，不过，这样的优势在移民到美国的第一代日本人身上便逐渐失去，而到了第三代，前列腺癌的发病率就和美国人没有差别了。

西方饮食中的高油脂食品，增加了前列腺癌的发生概率。而常吃的白色肉类的脂肪则较低，如鱼肉、鸡肉、兔肉等。这些肉类中所含的维生素E同样可以降低前列腺癌的发病率。相关研究还表明，喝绿茶的习惯也对防治前列腺疾病起到一定作

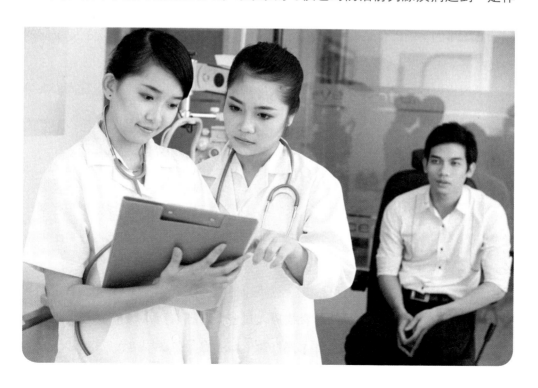

泌尿生殖系统肿瘤

用。随着喝茶的数量和时间递增，绿茶的作用就表现得越明显。喜欢吃的豆制品中确实藏有前列腺癌的克星。大豆中的异黄酮能降低雄性激素的破坏作用，并抑制和杀死癌细胞。各种蔬菜中含有大量的维生素，有很好的抑癌作用，除了白菜外，还有菜花、西蓝花等蔬菜也有防治前列腺癌的功效。另外，每天还可以吃点亚麻籽油、西红柿。西红柿含有番茄红素，对前列腺癌有防治作用。研究发现，前列腺癌患者每天吃番茄酱，3周之后其前列腺组织和细胞的损伤水平就会降低，同时其血液中的前列腺特异性抗原（PSA）水平也降低。研究人员将出现这一现象的原因归结为番茄酱中富含抗氧化剂——番茄红素。在此之前的一些研究已证实，摄入番茄红素较多能够降低前列腺癌的发病危险，原因是由于番茄红素能够降低人体代谢中产生的氧自由基所带来的损伤。

在一项研究中，所有参加该研究的志愿者，在接受手术治疗切除前列腺之前，进食含有番茄酱的食物3周时间，每天摄入番茄红素量大约30毫克，3周后，前列腺组织标本中的番茄红素浓度增加近3倍，而患者血液中的PSA水平和前列腺细胞的损伤水平都下降了。

养成良好的饮食习惯，不仅有助于减少前列腺癌的发生，还有助于提高心血管系统的保健，对全身都有好处。

怎样预防前列腺癌呢

（1）年龄：前列腺癌主要发生于老年男性。美国有一组报道50岁以上男性的尸检约30%有前列腺癌，80岁以上则达50%。因此，50岁以上的老年男性需定期查体，做到早诊断，早治疗。

（2）饮食因素：控制摄入总热量。在危险因素中，最具预防意义的是诱发前列腺癌的饮食因素。研究表明，脂肪性食物摄入过多会增高前列腺癌的患病率，而大豆蛋白类的饮食会减少其发病率。因为脂肪摄入过多会导致胆固醇合成增加，进一步导致以胆固醇为基础合成的雄激素增加，而雄激素中的睾酮比率增加是前列腺癌的重要发病因素。现在认为在饮食总热量中脂肪所占的比率以10%~20%较为理想。另外绿茶中的儿茶酸或新鲜蔬菜和水果中的维生素E与硒等成分，都能抑制前列腺癌的发生。中国传统的生活方式强调的"五谷杂粮"、适宜的热量构成、多种蔬果的摄入和微量元素、抗氧化剂的补充，都是预防前列腺癌的因素。因此，预防前列腺癌的饮食归纳起来有五点：一是少吃动物性脂肪；二是豆制品食物和硒有预防前列腺癌的作用；三是多吃新鲜的水果蔬菜，番茄红素能够抗氧化而减少前列腺癌；四是适量补充维生素；五是多饮绿茶。

（3）其他：适量运动。过度肥胖、缺少锻炼、吸烟都有可能会增加前列腺癌的发病率。有相关危险因素的老年男性需提高警惕，戒除不良的饮食和生活习惯，适量运动可能都对前列腺癌的预防有意义。每周保证适量的体育活动，能够消耗过量脂肪，维持人体的新陈代谢平衡，减少前列腺癌的发生。

（本章编者：朱宏建）

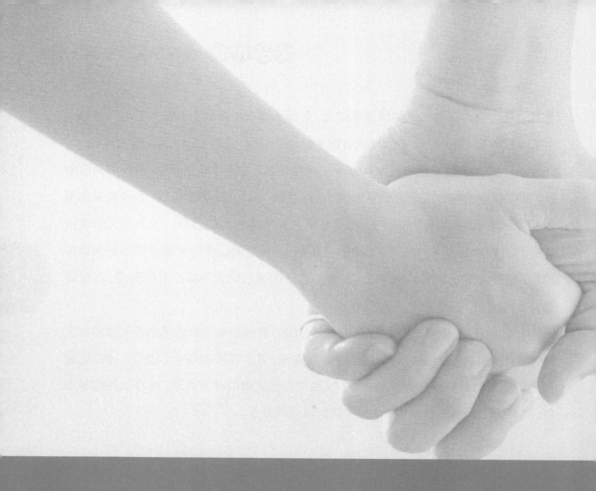

NANKEXUE

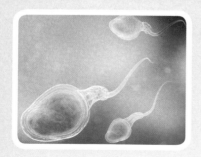
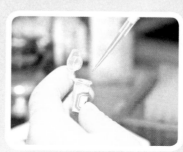
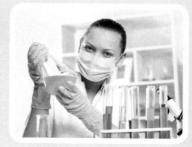

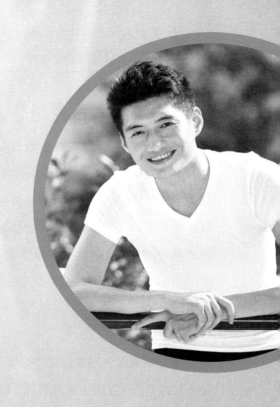
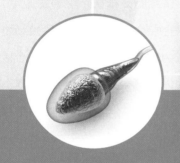

男 科 学

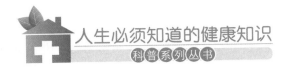
男性生殖系统是怎样组成的

男性生殖系统包括内生殖器和外生殖器两个部分。内生殖器由生殖腺（睾丸）、输精管道（附睾、输精管、射精管和尿道）和附属腺（精囊腺、前列腺、尿道球腺）组成。外生殖器包括阴囊和阴茎。单倍体的生殖细胞在睾丸中产生和继续其发育过程并传送到附睾，然后精子从附睾经过输精管到了壶腹部，在此精子与精囊分泌液混合，并继续经过射精管到达前列腺部尿道。生殖细胞与附属腺的分泌物混合，然后从阴茎尿道排出体外。这整个系统是依靠下视丘和垂体的神经——内分泌系统调控的。

睾丸

睾丸是男性生殖系统的中心，它既是单倍体生殖细胞即精子产生的发源地，也是男性激素产生之处。睾丸起源于胚胎中肾管表面的原始性腺。原始的生殖细胞从卵黄囊转移到这个区域，由腔内的上皮细胞增殖成为性轴。性轴的形成使这个区域产生了生殖脊。在胎儿发育的第7周，间质的增殖在体腔得以从性轴中分离出来。当第4个月，性轴变成U形于期末端融合而成为网状睾丸。此时，原始的性细胞是被转换成前精原细胞的性轴的上皮细胞即滋养细胞（Sertoli Cells）。位于小管之间间隙

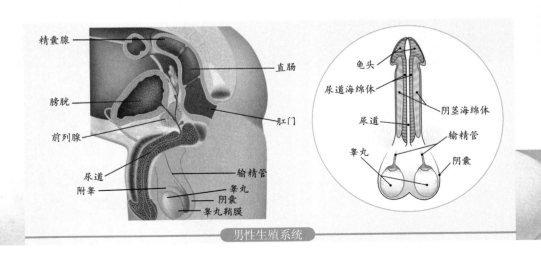

男性生殖系统

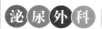

的间质组织产生睾丸间质细胞（Leydig Cells），男性激素即在此产生。网状睾丸延伸到间质组织与其中的一些中肾管的管道吻合，形成输出的管道，与附睾连接。性轴将变成生精的管道，这些管道在出生前并不发展成有内腔的管道。

睾丸在腹部发展后下降到阴囊，这对生育来说是非常重要的。阴囊是由内腔上皮形成，穿透腹壁突出到生殖突，就像一个突出的鞘膜。腹壁的每一层向外突长，这些上皮就形成了阴囊的各层筋膜。睾丸跟随着生殖突的后面下降，有多层的筋膜将睾丸包裹起来。加上其上来自于生殖突上的皮肤融合而形成阴囊。

附睾

附睾、输精管和精囊起源于中肾管（或称Wolffian管），起初是作为胚胎早期的排泄系统。中肾管系统是由纵行的管道以及由它们发出的分支发展而成的腺体。虽然其中大多将退化，这些管道中的一部分持续发展并和生精的管道融合（网状睾丸）形成输出的管道，经此精子从睾丸输出。中肾管最接近传出小管的部分延伸形成迂回缠绕的管道系统，即成为附睾。附睾不像睾丸，由一个单根管道组成，所有的精子必须从此经过。附睾紧贴在睾丸上并与睾丸一起下降到阴囊内。

睾丸内的精子是不活动的，也不能导致生育。附睾的功能是携带睾丸内的精子走向成熟。这个成熟过程是如何在附睾中完成的，现在尚不清楚，但这是生殖生物学中一个正在积极研究的领域。有一点是清楚的，在附睾中有一种蛋白质，将成为成熟精子表面结构的一部分，并推测它是射精后精子所具有功能的重要部分。

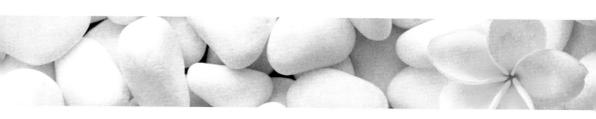

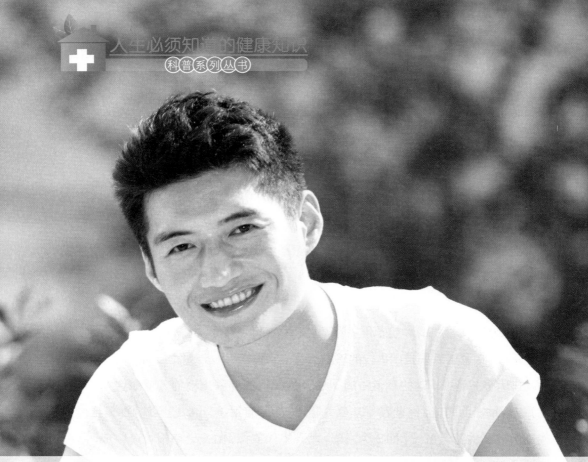

输精管

　　中肾管的延伸部分从附睾的尾部到精囊变成增厚的和含有肌肉的输精管, 其远端持续到精囊。它被认为是射精的管道, 其整个结构包裹在前列腺内。输精管的行径过程从阴囊向上升, 伴有血管。这些血管和睾丸及附睾的血管交织成血管网, 然后经过腹股沟的耻骨上方, 在膀胱两侧由上向下, 在越过输尿管表面近中线处即前列腺的后表面远端进入精囊。输精管和射精管的基本功能是输送成熟的精子和精囊的分泌液到前列腺尿道。

精囊

　　精囊是由中肾管一个突出部发展而成, 其远端与附睾连接。此外, 精囊、附睾和输精管从同一个胚胎起源, 发育完善的精囊位于前列腺的上方。它是由一系列的囊状管组成, 衬以一层分泌功能非常活跃的上皮。事实上, 精囊提供了所射精液的大

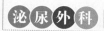

部分液体。精囊还能分泌丰富的果糖及前列腺素。果糖是提供精子能量的主要来源，前列腺素的作用尚不明确。精囊也产生几种男性激素——依赖分泌蛋白质，这涉及射精后的快速凝固。

前列腺

前列腺位于膀胱下方和尿生殖膈之上。它由直肠膀胱筋膜（Denonvillier's）与直肠分开。由于它紧贴在前方的直肠，这就允许经直肠扪及前列腺和经此做活检。前列腺起源是由胚胎后尿道的几个不同的管道系统外翻而成，在每一个管道上发展成不同的腺叶，右侧叶和左侧叶是最大的。另外，有中叶和很小的前、后叶，这些也是由一些窝、囊所组成，其内衬以有分泌功能的细胞，然后经过一系列的集合管道得以引流进入前列腺尿道。虽然各叶都是独立起源，但在成人，它们联结在一起，在形态和结构上也没有明显区别。重要的是，近代已发展成将前列腺以其形态结构和功能分类成一些带（即中央、周围和过渡的带）。

前列腺的分泌物提供了射精精液的液体部分，这些分泌物中含有丰富的锌、柠檬酸和胆碱，这些物质的功能，目前尚不明了。虽然已被推测到锌有抗微生物的作用，前列腺也分泌几种蛋白质，包括酸性磷酸酶、精素（seminin）、纤维蛋白溶酶原活性物质和前列腺特异抗原（PSA）。大多数前列腺分泌的物质其确切作用仍未能确定，虽然它们是被假设在射精时和射精后对精子的功能具有重要作用。例如，纤维蛋白溶酶原活性物质和精素是一些蛋白酶，其作用涉及射出精液的液化及凝固。虽然PSA的功能尚不清楚，但这种蛋白在血液中水平的升高经常被用来诊断前列腺生长的异常，诸如发生前列腺癌。

阴茎

阴茎起源于生殖结节，位于胚胎头部一穴肛的皱襞。在胎儿，睾丸产生的男性激素影响下，生殖结节的细胞增殖使此结节延长而成为原始的阴茎。阴茎部的尿道是起源于尿道皱与阴茎一起伸长成为阴茎部尿道。在成人的阴茎，尿道分为膜部尿

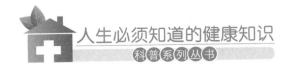

道并经过尿生殖膈，其下为悬垂部尿道，这是经过阴茎的部分。在尿道的两侧为阴茎海绵体，其内充满血液，使阴茎在充血时可以勃起。勃起的机制是很复杂的，涉及临床很多方面。正常的勃起功能关系到性行为及生殖功能，勃起功能失调是很常见的。在临床男科学中，对阴茎勃起障碍应给予很大的关注。

男性生殖系统的内分泌与神经控制

整个男性生殖系统的正常功能取决于内分泌的控制。垂体产生性腺激素、促滤泡激素（FSH）和黄体激素（LH）；在下丘脑控制下，FSH是精子形成所必需的，而LH刺激睾丸的间质细胞产生雄性激素，睾丸需要睾酮来维持精子产生的过程，并辅助器官产生适当的分泌功能，也是依靠男性激素。黄体素的产生是经由垂体和下丘脑的睾酮循环反馈机制所调节，FSH是由抑制素加以调节，这是一种由滋养细胞产生的肽激素，同时也受循环中的睾酮调解。这种内分泌调节轴现在知道是下丘脑——垂体——睾丸轴。另外，激素控制生殖器官也受到交感神经和副交感神经控制的影响。如阴茎勃起功能是受副交感神经控制，而射精功能是受交感神经控制。

结论

男性生殖道是一个内在自然组合的系统，精液的产生是由阴茎部尿道经过输精管加上辅助器官提供的各种分泌液沿着着整个途径合成的。其整个系统由雄激素来维持运转，而雄激素是在垂体及下丘脑控制下在睾丸中分泌产生。这些结构在胚胎学上是各自独立的，此后发展过程中的这些结构可由于不同的原因发生异常。

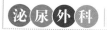

睾丸有何作用和功能

睾丸作为最重要的男性生殖和内分泌器官,主要参与精子的产生和雄激素的分泌。

和老百姓普遍认为的不同,下丘脑是性腺调节的起始部位,并以脉冲式合成和释放促性腺激素释放激素(GnRH)。GnRH直接作用于垂体前叶的促性腺细胞,合成和分泌促性腺激素:FSH和LH。FSH和LH是睾丸功能调节的主要激素,是一种糖蛋白激素,其结构与甲状腺激素和人绒毛膜促性腺激素(HCG)类似。垂体合成和释放促性腺激素是一个复杂的调节过程。每个促性腺细胞可单独或同时分泌FSH和LH。LH呈脉冲式释放,而FSH呈非脉冲式释放,且幅度小、频率低。FSH和LH等糖蛋白激素与靶细胞的膜特异蛋白相互作用引起细胞效应。激素与相应受体结合,刺激细胞内信号传导,激活放大系统,引起生化反应。FSH、LH和TSH受体是G-蛋白偶联受体类受体家族的一种,具有高度的同源性。G-蛋白是与细胞膜偶联的细胞内蛋白大家族的一员。能把激素与受体结合的起始信号转化为生化反应,如cAMP产生以及蛋白激酶活化导致蛋白磷酸化。细胞活性的许多变化是由促性腺激素发挥作用引起靶蛋白磷酸化的结果。FSH结合睾丸内支持细胞的膜受体发挥作用,LH结合睾丸间质细胞膜受体,刺激睾酮产生。

LH刺激睾丸间质细胞将胆固醇转变成睾酮。而睾酮高浓度地蓄积在间质细胞和生精小管中。细胞外的雄激素支持细胞产生的雄激素结合蛋白(ABP)和肝脏产生的睾酮结合球蛋白(TeBG)等与相应的载体蛋白结合。肾上腺也产生雄激素,但对正常男性的作用是微不足道的。生精小管管壁肌样细胞和支持细胞是睾酮作用的靶细胞。生殖细胞对雄激素不直接起作用。

FSH刺激支持细胞产生多种功能,包括:合成分泌蛋白,分泌蛋白像转铁蛋白一样,为生殖细胞输送营养;产生抑制素,抑制素和睾酮参与垂体功能的反馈调节。在睾酮抑制LH分泌时,抑制素显著抑制FSH的释放。

男科学

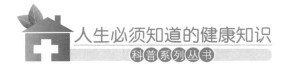

附睾有何作用和功能

精子离开睾丸后，只有通过附睾这段漫长管道后，才能获得完全运动能力和识别卵子受精的能力，精子的上述变化称为精子成熟。过去认为，精子出生是成熟的，与附睾无关。而且，附睾只是容纳精子的管道，是精子衰老的地方。由于精子通过附睾需要1~14天，所以老化的设想是成立的。然而，现在清楚地认识到，附睾是很活跃的参与了精子成熟过程，不仅为精子提供了适宜的环境，而且还提供了许多精子使卵子受精所需的分子。

附睾的结构

观察几种生物体附睾的大体结构，附睾可分为5部分：起始部、头部、体部、尾部以及输精管。这是因为它与附睾的大体结构、生理功能以及精子成熟不同阶段的位置有关。例如，当精子穿过附睾头部时才能观察到精子运动。然而，精子受精能力通常在精子穿过附睾体部获得。精子贮藏在头部，但在几种生物体中，人附睾头部不明显因而很独特，与其他动物如牛、羊相比，人附睾贮藏大量精子的能力低。

在组织学上，附睾由主细胞、基细胞、顶细胞、乳晕细胞、透明细胞和窄细胞组成，并且沿着附睾管，各种细胞的数量和大小发生变化。在附睾近端区，主细胞高大，导致附睾管腔狭小；然而，在附睾远端区，主细胞呈矮柱状，附睾管腔变得高大。细胞结构的这种巨大变化主要是由于每段附睾部分的功能不同所致。在附睾近端区，附睾吸收水分的能力很强，所以细胞呈现典型的吸水上皮特征——在大的顶部表面区域，有长的静纤毛；在基底面有许多线粒体。附睾远端区主要是贮藏精子，所以细胞较小，并有些细胞如透明细胞专门清除细胞碎片。在超微结构上，附睾细胞一般有大量的内质网和复杂的高尔基器，这反映了这些组织参与蛋白质的合成。附睾细胞之间的紧密连接复合体形成所谓"血—附睾屏障"，是一种附睾为精子成熟所需特有液体环境的重要生理和解剖屏障。血—附睾屏障的另一功能是对精子的免疫保护作用。由于精子能够产生免疫反应，所以精子在附睾中转运的整个过

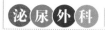

程，必须免受免疫系统的攻击。

精子成熟

附睾的液体微环境能够促进精子成熟。附睾液是低渗的，其成分不同于血浆。许多动物的附睾液主要组成成分是有机可溶物如L－肉毒碱、肌醇、谷氨酸盐、牛黄酸、磷酸甘油胆碱、唾液酸、乳酸和某种类固醇，如双氢睾酮。在不同的动物和附睾的不同部分，这些有机可溶物的浓度不同，为20~90毫摩尔/升；另外还有钠、钾、氯、碳酸氢盐等离子。在附睾近端区，附睾液呈强酸性，pH为6.5，并且逐渐增加。在附睾远端区，pH约为6.8。每种有机可溶物和离子的确切作用尚未清楚。但已有研究发现，上述这些物质在精子获得运动能力、精子和附睾上皮细胞的渗透压调节、代谢方面有作用。在附睾管腔中还发现有蛋白质，包括转铁蛋白、白蛋白、SGP－2、制动蛋白、视网膜样结合蛋白、金属化蛋白和酶，如转糖酶、糖苷酶、谷胱甘肽过氧化酶和γ－谷氨酸转肽酶。这些蛋白质和精子有关，可能在精子成熟和（或）精－卵相互结合过程中发挥作用。当然，这些蛋白质多数的功能尚未清楚，有待研究。

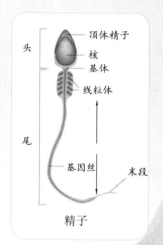

精子

附睾的其他功能

附睾除了具有促进精子成熟和贮藏精子功能外，还具有运输精子和免受有害物质损害精子的作用。几种动物附睾的精子在附睾液因子的作用下处于静止状态，不能促进精子沿着管腔运动。精子运输需要两个过程参与：附睾上皮周围的平滑肌收缩和睾丸连续产生液体的不断运动。保护精子免受有害物质如异物和氧化基团的损害是附睾的重要功能。附睾具有复杂的保护作用，但其机制尚未清楚。例如，血——附睾屏障调节进入附睾的有机可溶物和离子，并且附睾液中含有抗氧化物质，（如谷胱甘肽）和酶（如γ－谷氨酸转肽酶、超氧化物歧化酶、谷胱甘肽转硫酶）。这些物质参与了精子抗氧化和免受有害物质损害的保护作用。

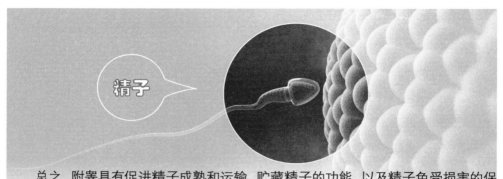

总之，附睾具有促进精子成熟和运输、贮藏精子的功能，以及精子免受损害的保护作用，只有这些功能精确地协同发挥作用，才能确保具有完全活力的精子产生。

精索是如何构成的

精索自睾丸后上缘开始，终于腹股沟内环，在阴囊内对睾丸有支持作用，其组成有输精管、精索内动脉（或称睾丸动脉，来自腹主动脉，主要营养睾丸及附睾）、精索外动脉（来自腹壁下动脉，主要营养提睾肌及其筋膜）及输精管动脉（来自膀胱下动脉，营养输精管）。静脉为蔓状静脉丛（或称精索丛，形成精索内静脉，右侧注入下腔静脉，左侧注入左肾静脉）以及包绕上述结构的被膜。

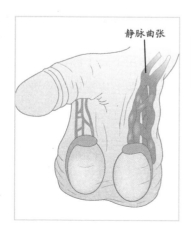

静脉曲张

精索静脉曲张产生的原因是什么

精索静脉曲张大多数发生在左侧，这与下列原因有关：①左侧精索静脉行程较长，成直角注入左肾静脉；②左侧精索静脉位于肠系膜上动脉与腹主动脉之间，动脉搏动妨碍其回流；③乙状结肠压迫；④左侧精索静脉瓣膜功能不全。

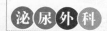
男科学

　　阴囊静脉蔓状扩张与同侧睾丸萎缩之间的关系早已为大家所认可,Ambrose Pare曾描述说:"精索静脉曲张就像一张密集的血管网,其中充满郁积的血液。"有关机构调查表明约10%的受检者患有精索静脉曲张,而男性不育者中25%~40%可能由此引起,一般认为精索静脉曲张导致不育或者生育力低下的主要原因有:①血液郁积影响新陈代谢,睾丸温度增高;②来自肾及肾上腺对睾丸有毒物质的逆流;③睾丸酮分泌下降引起间质细胞的损害;④静脉曲张时附睾损害,使精子获得向前运动的动力减弱,速度下降;⑤两侧精索静脉间有交通支,影响对侧精索静脉发生曲张病变。

精索静脉曲张如何诊断

　　(1)阴囊坠胀不适,有时疼痛,可放射至下腹部、腹股沟。久站及劳累后症状加重,平卧后缓解。但是症状的轻重与精索静脉曲张的严重程度并不完全一致。

　　(2)立位时阴囊增大,睾丸下垂,见到或触及蚯蚓状曲张静脉团,平卧后缩小或消失,但是症状性精索静脉曲张并不缩小。

　　(3)症状严重者可能出现头痛、乏力、神经过敏以及性功能障碍,或者可伴有睾丸萎缩和精子生成障碍。精液检查精子数目减少,活动度降低,异常精子数增加。

　　精索静脉曲张分级:根据体检及精索内静脉造影结果,临床上将精索静脉曲张程度分为3级。

　　Ⅰ级(轻度):触诊不明显,屏气增加负压时方可摸到曲张静脉(Valsava试验)。静脉造影时,造影剂在精索内静脉内逆流长达5厘米。

　　Ⅱ级(中度):外观正常,但触诊即可摸到曲张静脉。精索内静脉造影时,造影剂在精索内静脉内逆流至腰椎4~5水平。

　　Ⅲ级(重度):曲张静脉如蚯蚓团,触诊及视诊时均极明显。精索内静脉造影时,造影剂在精索内静脉内逆流至阴囊内。

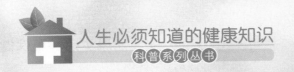
精索静脉曲张选用哪种手术好

手术适应证

本病并不都需要手术治疗,如患者年纪较轻,症状不明显,可用提睾带托起阴囊,以利症状缓解,因为有些年轻患者婚后症状可能消失,需要手术的患者主要为:①Ⅱ、Ⅲ级精索静脉曲张者;②Ⅰ级如精液检查异常,符合静脉曲张类型,无内分泌失调者;③Ⅰ级睾丸较小,质地软者;④双侧精索静脉曲张者。

手术方式

目前主要的手术方式有三种:

(1)经腹股沟精索静脉高位结扎术。此术式为经典术式,一般切口取腹股沟管上平行于腹股沟韧带的斜切口,起自内环口长约4厘米。此术式的优点在于简单,切口小,损伤轻,花费较少,但也存在一些不足,由于此处为精索静脉分支处,分支较多,一般为2~3支,容易导致漏扎,造成复发。另外,延长此切口至6~9厘米,改为经腹膜后精索静脉曲张结扎术,分离组织之腹膜后,与腹膜后结扎精索静脉,此方法结扎血管较为彻底,不易复发,但损伤较大。另外,如结扎位置位于精索静脉汇合的下方,复发的概率仍会较高。

(2)腹腔镜下精索静脉曲张高位结扎术。此术式为目前较为常见的手术方式,随着腹腔镜的技术越来越成熟,应用的方面也越来越广泛。通过腹腔镜结扎精索静脉一般是通过腹部3个直径约0.5~1厘米大小的切口,置入腹腔镜等器械,结扎精索静脉。此手术的优点是:①创伤小,恢复快,住院时间较短;②腹腔镜下结扎静脉较为彻底,可于高位结扎精索静脉,不易出现漏扎。当然腹腔镜也会有一些缺点和不足,比如花费较经典的术式高,术后出现皮下气肿等。

(3)显微镜下精索静脉曲张高位结扎术。此术式为近年来较为先进的手术方式,现代社会人们越来越注重生活的质量,对于手术的要求也越来越高,传统的手术方式虽然简单、经济,但存在着一个共同的缺点,就是可能会在结扎精索静脉的

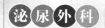

同时,有个别的淋巴管或者小动脉一并结扎,因为淋巴管与小动脉在普通目视的情况下不易区分。结扎淋巴管可能会导致淋巴回流异常,加重术后阴囊水肿的发生;结扎小动脉可能导致睾丸萎缩的风险。显微技术的应用从一定程度上解决了这个问题,在显微镜下动脉、静脉、淋巴管均清晰可见,手术同样采取经腹股沟途径,在显微镜下将精索静脉与动脉等完全分离、结扎,不会出现漏扎、错扎等情况,减少了术后淋巴回流障碍及睾丸萎缩的风险。

目前来说精索静脉的手术方式各有利弊,但术后都可能会出现阴囊水肿,睾丸萎缩等并发症,都存在复发的风险,患者应该根据自己的经济及病情等情况来决定手术方式。

各种术式的成功率及并发症率		
方　法	鞘膜积液	术后复发或手术失败
开放的腹股沟/腹股沟下	3%~9%	平均15%
显微腹股沟/腹股沟下	<1%	1%~3%
腹膜后结扎术	7.2%	2%
腹腔镜	与开放手术类似	与开放手术类似

精囊有何作用和功能

附属性腺包括精囊、前列腺和尿道球腺。它们参与维持精子的活力和运动能力,保证精子成功地进入女性生殖系统,并最终使卵子受精。95%的精液来源于附属性腺,而不是来源于睾丸。人类一次射精量一般为2~6毫升,平均为3毫升。若每次射精量按照3毫升计,其中约0.2毫升来自于尿道球腺,0.5毫升来自于前列腺,大部分是由精囊分泌的。这些外分泌腺位于膀胱的底部,射精时直接使其分泌物进入尿道。这些腺体的发育及分泌活性,依赖于来自睾丸的雄激素及其存在于附属性腺组织细胞中有功能的雄激素受体。

正常男性精液富含蛋白质和酶以及一些高生物活性物质,如前列腺素、枸橼酸

男科学

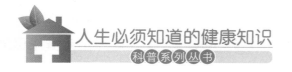
离子、精胺和果糖。前列腺素这个词其实是一个误称，因为它们来源于精囊，果糖也来源于精囊。前列腺产生高浓度的枸橼酸及精胺，精胺是一种有机分子，其作用不明。来源于精囊蛋白，有使精液结块的作用，能在射精后的几分钟内，使精液形成凝块。随后，一种由前列腺分泌的，叫前列腺特异抗原（PSA）的丝氨酸蛋白酶溶解凝块。来源于附属性腺的其他蛋白包裹精子，使其免受外界的震荡并防止凝集，罩盖精子抗原，以逃脱雌性个体的免疫系统。分泌物中的其他蛋白溶解酶有利于精子穿过宫颈黏液，而前列腺素则刺激女性生殖系统收缩，以便将精子运往卵子。

血精是怎么回事

　　精囊壁广布毛细血管，各种原因可能导致这些血管破裂出血，造成血精。这些原因中最主要的是精囊炎，比较少见的是结石、囊肿和肿瘤。偶尔也会出现功能性血精，原因是精囊在性生活射精时内部压力剧烈变化，精囊壁毛细血管破裂出血造成。为了明确血精的具体原因，最好还是到医院进行相关检查，避免耽误病情。

前列腺有何作用和功能

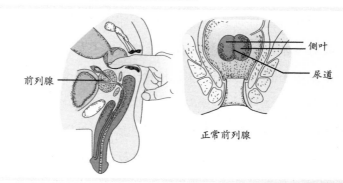

前列腺　　　　　　　　侧叶

尿道

正常前列腺

　　前列腺位于膀胱底部，包绕尿道，大小约为4厘米x3厘米x2厘米，正常重约20克。从睾丸运送精子的输精管与精囊管汇合，形成射精管，在前列腺中部穿过前列

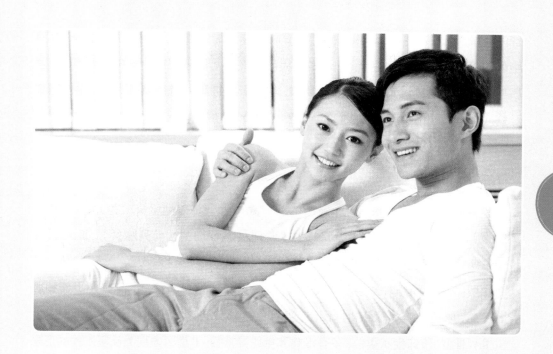

腺结构，将精子及精囊液运至尿道。射精管经精阜进入尿道。在精阜以外有15~30根排泄管经前列腺进入尿道，这部分尿道被称为前列腺尿道。每个分泌管收集来自4~6个前列腺腺叶的分泌液，每个腺叶由高柱状上皮细胞围绕的腺泡组成。这些腺泡对雄激素的刺激起反应，产生分泌蛋白，以黏性分泌物的形式储存在腺泡内。射精时，在下腹神经从支配前列腺的交感神经刺激下，前列腺肌肉收缩，将腺泡中的分泌物排入管腔中，通过尿道和阴茎排出体外。

雄激素调节前列腺生长、发育和分泌，在LH的刺激下，睾丸间质（Leydig）细胞分泌睾酮，进入血液后与类固醇结合，并运输到前列腺，游离睾酮扩散进入上皮、基质，然后进入前列腺细胞。睾酮分解为双氢睾酮（DHT），后者高度特异性结合到前列腺雄激素受体上，催化此过程的酶为5－α还原酶。DHT结合的雄激素受体粘附到被称为雄激素反应因子（ARE）DNA序列的启动基因上，从而诱发前列腺特异抗原（PSA）基因的表达。此外，DHT还刺激产生生长因子及其受体，这些因子由一

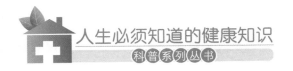

些间质细胞分泌，并与上皮细胞有广泛的联系。由生长因子介导小范围的细胞与细胞间的信息传递称为侧旁分泌，这是间质与上皮之间信息交换的一种重要方式。间质与上皮细胞可分泌大量不可溶性物质，从而形成细胞外基质及基底膜，这些基质及基底膜构成了前列腺上皮及间质细胞之间的物理屏障。

前列腺炎有哪些症状

前列腺炎分为急性和慢性，最新的前列腺炎分型将前列腺炎分为Ⅰ型（急性前列腺炎）、Ⅱ型（慢性细菌性前列腺炎）、Ⅲa型（慢性细菌性前列腺炎）、Ⅲb型（慢性非细菌性前列腺炎）和Ⅳ型前列腺炎（无症状性前列腺炎）四大类。

Ⅰ型：常突然发病，表现为寒战、发热、疲乏无力等全身症状，伴有会阴部和耻骨上疼痛，尿路刺激症状和排尿困难，甚至急性尿潴留。

Ⅱ和Ⅲ型：临床症状类似，多有疼痛和排尿异常等。Ⅱ型可表现为反复发作的下尿路感染。Ⅲ型主要表现为骨盆区域疼痛，可见于会阴、阴茎、肛周部、尿道、耻骨部、腰骶部等部位。排尿异常可表现为尿急、尿频、尿痛、夜尿增多等。由于慢性疼痛久治不愈，患者生活质量下降，并可能有性功能障碍、焦虑、抑郁、失眠、记忆力下降等。

Ⅳ型：无临床症状。

对前列腺炎的诊断最好去医院由医生来进行，自己不要随便下结论。有些复杂的前列腺炎，甚至有经验的专科医生也无法很快得出结论。

前列腺炎如何治疗

前列腺炎应采取综合治疗。

Ⅰ型：主要是广谱抗生素、对症治疗和支持治疗。伴尿潴留者应用耻骨上膀胱穿刺造瘘引流尿液，伴前列腺脓肿者可采取外科引流。

Ⅱ型：治疗以抗生素为主，选择敏感药物，治疗至少维持4~6周，其间应对患者进行阶段性的疗效评价。疗效不满意者,可改用其他敏感抗生素。可选用α-受体阻滞剂改善排尿症状和疼痛。植物制剂、非甾体抗炎镇痛药和M-受体阻滞剂等也能改善相关的症状。

Ⅲa型:可先口服抗生素2~4周,然后根据其疗效反馈决定是否继续抗生素治疗。推荐使用α-受体阻滞剂改善排尿症状和疼痛,也可选择非甾体抗炎镇痛药、植物制剂和M-受体阻滞剂等。

Ⅲb型:可选择α-受体阻滞剂、非甾体抗炎镇痛药、植物制剂和M-受体阻滞剂等治疗。

Ⅳ型:一般无需治疗。

慢性前列腺炎的临床进展性不明确,不足以威胁患者的生命和重要器官功能,并非所有患者均需治疗。慢性前列腺炎的治疗目标主要是缓解疼痛、改善排尿症状和提高生活质量,疗效评价应以症状改善为主。

前列腺炎对性功能有影响吗

前列腺炎一般对于精液的影响不大,不会发展到不育的程度,极个别患者精液中白细胞过高,对于受孕可能具有一定的影响。

当患有前列腺炎时,患者的性冲动、射精阈值可能会降低,炎症刺激会使得前列腺内神经组织过度刺激,使其兴奋性降低,前列腺长时间充血水肿可以影响射精能力和射精时间。植物神经功能紊乱、性心理异常等均可以导致前列腺炎患者出现早泄。另外,慢性前列腺炎患者由于疾病经久不愈,造成了很大的精神负担,产生严重的焦虑和紧张情绪,这可能导致患者出现阴茎勃起功能障碍。

前列腺炎一般不会传染,有些特殊致病菌引起的前列腺炎,可能导致女性生殖道感染,如淋球菌、衣原体、支原体或滴虫等。

前列腺炎在男性中的发病率较高,为5%~8.8%。多发生于50岁以下的中青年男

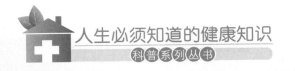
性，但是有些患前列腺增生的老年男性，因为排尿不畅，尿路感染风险增加等因素，发生前列腺炎的机会也很大。目前，仍有一些缺乏相关知识的患者把前列腺增生和前列腺炎弄混淆。

阴茎的生理结构是什么样的

阴茎主要由海绵体构成，包括两个阴茎海绵体和一个尿道海绵体，阴茎海绵体通过阴茎脚与耻骨支紧密相连，使得阴茎固定得非常妥当。尿道海绵体一直通向尿生殖膈。它们像三根筷子绑在一起一样，形成一个坚固的构造，将内部的尿道保护好。当受到性刺激时，海绵体会充血，使阴茎变长、增粗、变硬，产生勃起。

阴茎是如何勃起的

阴茎勃起通常分成两类：一类称为精神性勃起，由大脑皮质的刺激所引起，并通过脊髓T11~L4中枢由交感神经传出，以及脊髓骶段S2~S4由副交感神经传出，支配勃起组织而完成。显然，这种勃起必须是在人清醒状态下发生。另一类称为反射性勃起，则由来自生殖器的外感受器刺激和来自内脏器官包括直肠和膀胱的内感受器刺激，通过阴部神经传入，又经过脊髓骶段S2~S4副交感神经传出，支配勃起组织。这种勃起有时可以在睡眠中发生。精神性勃起与反射性勃起可协同发生，也可独立发生。

一个正常男子会出现阴茎夜间勃起，青春期以后夜间勃起的次数增多，时间增加，每晚平均5~6次，每次持续20~30分钟。

目前公认阴茎勃起受到一氧化氮的影响。一氧化氮促进性生理活动，尤其是促进阴茎勃起的基本作用机制是：增加组织内的环鸟苷酸（cGMP），促使阴茎平滑肌松弛，阴茎海绵体内的血窦广泛性充血。充盈早期，阴茎静脉回流受到阻碍，回流减少,当海绵体窦继续扩张,位于白膜下的导静脉受压而闭合后,此时静脉回流完全停止。在充盈相后期,阴茎高度充血,当海绵体内压达到平均动脉压时,海绵体变硬。

阴茎大小与性健康有关系吗

阴茎的大小受到地区、人种等多种因素影响,且个体差异明显,因此很难有统一的标准。一般认为,阴茎勃起后能够进入女性阴道完成性生活,就算正常。在阴茎疲软时,长度差别非常大,但是在勃起后,这种差别明显减少。而且勃起功能主要看"硬度",而不是"长度",人们对于阴茎大小的顾虑往往是出于心理影响,大多不影响其性功能的好坏。

性生活频度多少合适

男性的性生活频度主要由生理状况和年龄因素所决定。个体差异很大,没有一定的标准数据,要视每个人的具体情况而定。如何判断性生活频度是否"过频",可以根据自己在进行性活动后不出现明显的疲劳、精神萎靡、腰膝酸软和全身乏力为度。只有对正常的工作和学习不产生负面影响,才是正常频度的性生活,否则说明性生活过度,应当有所节制。

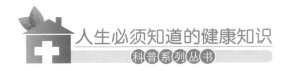
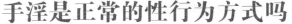

手淫是正常的性行为方式吗

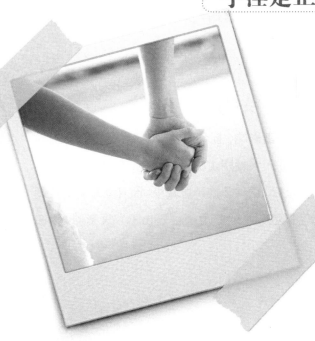

有年轻人因为手淫，精神背负了很大的包袱，白天无精打采，晚上失眠多梦，工作业绩、学习成绩一落千丈。其实，大可不必有这么大的心理负担。现代医学认为，手淫是标准的性行为方式之一，适度的手淫不会对身体造成危害，还有利于性张力的释放和心态平稳。对手淫后产生自责、内疚情绪，甚至将手淫和自身疾病联系在一起是不正确的。那么为什么有人出现手淫后阴茎难以勃起的现象呢？这往往是由于手淫过度，阴茎疲劳，或在不应期内，所以勃起不能或者勃起不坚。这时给阴茎以适当的休息，让它有一个自我调整的机会就会恢复。

什么是勃起功能障碍

勃起功能障碍是指阴茎持续（至少六个月）不能达到和维持充分的勃起以获得满意的性生活。根据勃起功能障碍发生的病因又可以分为心理性ED、动脉性ED、静脉性ED、内分泌性ED、神经性ED等不同类型，其中动脉性ED和静脉性ED又可统称为血管性ED，虽然勃起功能障碍的病因不外乎以上五类，但由于某些情况下发生的ED具有特殊重要的地位，有的学者将其分为独立的一类，如糖尿病性ED、老年性ED、医源性ED等。

有时，男性在过性生活时，偶然会出现一次ED，这不能草率诊断为"阳痿"，因为

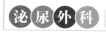

缺乏相关知识，武断地认为自己患了"阳萎"，对心理造成的打击可能非常致命。如何自我判断呢？首先，要明确性生活中是否有比较满意的阴茎勃起，ED病人的勃起经常是不满意的；在想到、看到或者听到具有性刺激的场景时，阴茎是否有勃起反应；手淫也是判断性能力的重要手段，ED患者在手淫时勃起反应也差。此外，晨间勃起在正常人或者心理性ED患者可以比较明显，但是器质性ED患者晨间勃起也明显变差。

由各类药物的副作用引起的ED称为药物性ED，许多药物都可以导致男性性功能障碍。因此，服药前要首先了解药物的副作用，对药物导致的ED要加倍警惕，以避免发生严重的性功能障碍。能引起ED的药物主要有：①抗高血压药：双氢克尿塞、氯噻酮、苄氟噻嗪、安体舒通、α-甲基多巴、利血生、胍乙啶、氯压定、心得安、心得平、阿替洛尔、心复宁、肼苯哒嗪、酚苄明、胍生、胍氯酚、苄二甲胍、胍喹啶、呱唑嗪、吲哚拉明、利血平、异博定等；②精神病药物：甲硫哒嗪、氯丙嗪、泰尔登、甲枫哒嗪、氟奋乃

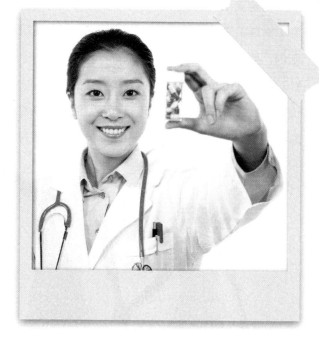

静、氨砜噻吨、奋乃静、三氟吡啦嗪、丁酰拉嗪、苯乙肼、优降宁、甲苄肼、异丙异烟肼、异唑肼、丙咪嗪、氯苄咪嗪、氯呱氧草、阿米替林、普罗替林、去甲丙咪嗪、锂、氯氮卓、安定、利眠宁等；③其他药物：甲氰咪胍、地高辛、肝素、氯贝特、丙吡胺、乙酰唑胺、醋甲唑胺、乙氧苯唑胺、二氯磺胺、溴苯辛、氯苯氨丁酸、6-氨基己酸、盐酸二乙胺苯丙酮、双硫醒、氯胺酮、甲氧奈丙酸、噻苯咪唑、环丙氯地孕酮、6α-

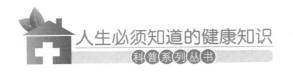

甲-17-羟酮、二甲去氢孕酮、孕酮、炔雌醇、氟苯丙胺、环己呱啶环、醋酸氯羟甲烯孕酮、乙底酚、雌二醇、苯丙胺、大麻、可卡因、海洛因、美沙酮、冠心平、二甲苯氧庚酸、黄体酮、保列治、促性腺激素释放激素类似物（GnRH~a）、磷酸丙吡胺、胃复安、乙酰唑胺、尼美舒利等。

目前ED的治疗方法主要有：①口服药物，主要为PDE-5抑制剂类药物，如常见的枸橼酸西地那非（万艾可）、他达拉非（西爱力）、伐地那非（艾力达）等；②经尿道给药或外用药物，如前列腺素E1乳膏（比法尔）、前列地尔等；③阴茎海绵体血管活性药物注射疗法，对于中度血管性ED患者有较好的效果，尤其对于治疗失败、不能耐受或不愿接受其他疗法的ED患者；④负压吸引装置（VCD），安全、有效、简便、无创，且价格低廉使其成为ED治疗中重要的一种手段；⑤血管重建或静脉阻断术，针对血管性ED的患者，只要选取合适的患者，对ED的治疗效果很明显；⑥阴茎假体植入术，是治疗严重ED的最后手段，适用于海绵体器质性病变，对其他疗法无效的患者。其他如心理康复治疗、中医中药治疗等手段，也具有非常重要的地位。

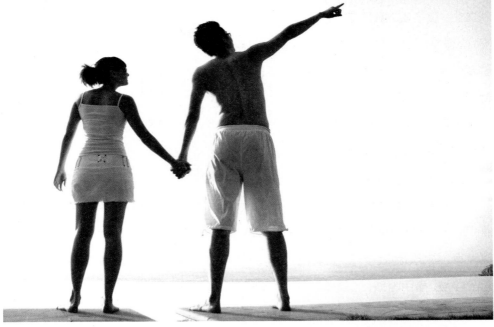

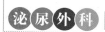

如何治疗早泄

医学界对于早泄的定义尚无统一标准，一般认为，阴茎勃起后未送入阴道或刚进入阴道就射精，时间往往不到1分钟者，可以认为是早泄。早泄作为一种最普遍的男性症状，文献称其全球患病率为30%~40%，个别高达50%。其差异是因为统计人群的地域、文化、年龄、认知度、评判标准的不同。但实际上尚未建立它的流行病学资料库，真实患病率未知。早泄分为：原发性早泄，指从首次性生活就发生早泄；继发性早泄，指过去有满意性生活，以后发生早泄。有关早泄的治疗，目前概括起来可分为两方面：药物治疗和行为心理治疗。行为治疗，通过物理行为削弱射精生理反射。目的是提高射精阈值，重新建立正常的性生理反射，纠正此前形成的病理性神经反射和紊乱的神经内分泌功能。比如性感集中训练，加挤捏技术，又称耐受性训练，其成功率报告为25%~60%不等。常用的治疗早泄的药物有：①三环类抗抑郁药，比如氯丙咪嗪；②SSRI（选择性5-HT再摄取阻断剂），如百优解；③局部麻醉剂，用于龟头表面涂抹，降低生殖器敏感性。现在还有人通过进行阴茎背神经部分切断术来治疗原发性早泄，据报道也有较好的疗效。

包皮过长是怎么回事，包茎是什么

包皮位于阴茎前端，儿童期覆盖住整个龟头和尿道外口。青春期后，随着阴茎增长、变粗，包皮自动向后退缩，使得男性的龟头和尿道外口暴露在外。

包茎是指包皮无法翻起，显露龟头的情况，这或是由于包皮口狭窄，或是由于包皮内板和龟头有粘连。包皮过长是指阴茎充分勃起后，龟头仍被包皮包裹，不能充分显露，但是可以用手轻松使之上翻的状态。

包皮过长与包茎是成年男性常见的发育异常，据统计包皮过长发生率超过20%，而包茎约为5%。包皮内板和龟头表面坏死脱落的细胞及分泌物，会积聚在包皮内，加之细菌的入侵和繁殖，在包皮和龟头表面形成一种白膜样的物质——包皮垢。包皮垢可以导致包皮龟头炎、包皮白斑病、诱发阴茎癌等。包皮内板含有丰富的靶细胞，如朗格罕氏细胞、cD4+T细胞、巨噬细胞等，通过不洁性生活容易感染淋病、尖锐湿疣甚至艾滋病等性传播疾病。

　　包茎因为龟头被紧密包裹，受到外部刺激减弱，从而对龟头发育产生影响，对性生活的质量也有不利的一面。另外，包茎还可以导致包皮嵌顿，这时龟头虽然能从包皮中露出来，但是因为充血使包皮口卡住阴茎的冠状沟，使局部血液循环受阻，龟头和包皮都可水肿，甚至缺血坏死。

哪些人适合做包皮环切手术

　　有包茎的男性进行包皮环切手术是有必要的。在国外，男性包皮环切术的比例

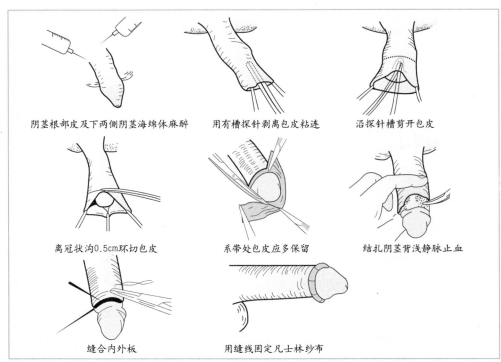

阴茎根部皮及下两侧阴茎海绵体麻醉	用有槽探针剥离包皮粘连	沿探针槽剪开包皮
离冠状沟0.5cm环切包皮	系带处包皮应多保留	结扎阴茎背浅静脉止血
缝合内外板	用缝线固定凡士林纱布	

包皮环切手术

占男性的比例不同，这受到传统文化、风俗习惯、宗教的影响很大。但是相比较而言，中国的男性包皮环切比例很低，韩国甚至达到了90%左右，比许多西方国家还要高得多。包皮环切手术的适应证主要包括：包茎；反复发生包皮龟头炎；包皮垢过多，个人卫生不利保持，对性生活产生影响等。

目前包皮环切手术的方法主要有：①传统包皮环切术：指用刀切去多余的包皮，优点是费用低，效果好，缺点是出血多，手术时间长；②激光包皮切除术：手术时间比传统方式缩短，但是费用较高，术后伤口水肿明显，恢复慢；③"包皮环"切除术：手术时间最短，有时1名医生就可独立完成，术中不出血，不缝针，缺点是耗材偏贵，术后愈合期较长，有时需要1个月左右。以上方法各有利弊，但都是成熟可靠的手段，病人可自主选择。

对于学龄前的儿童进行包皮环切手术的必要性目前还存在争议。因为大多数人在青春期发育时，包皮会随着阴茎的生长而退缩，包皮内板和龟头的粘连也会因此而分离，从而使包茎转变成包皮过长或者正常。因此，建议青春期结束后再考虑手术。

包皮系带旁边可以看到有小的突起，细看表面还有白色的像脓头一样的改变，许多人因此紧张，怀疑是否自己得了什么病。其实，这两三个小突起是包皮腺体的开口，是人体的正常组织，不用大惊小怪。

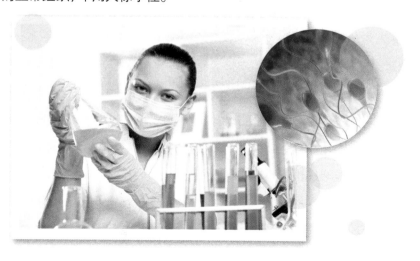

男科学

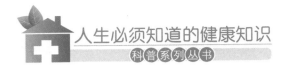
精液的质量会影响妇女怀孕吗

精液由精细胞(精子)和精浆组成,精子由睾丸的生精上皮细胞产生,而精浆是由流出管系统和附属性腺分泌的。当一个精子从生精上皮释放时,大多数精子仍留在原位,随后的变化是滞留在附睾提供的环境中,在射精时与附属性腺的分泌液混合。具有生育能力的精液如下表。

具有生殖能力的精液的基本因素	
正常接受的形态学	膜的脂类:
能量代谢	稳定胞质及顶体膜
直线运动	翻转酶的活性
高度活跃的运动能力	膜及时融化,但是不能过早
与受孕有关的固有的酶类	膜蛋白:
更改膜糖蛋白的酶类	免疫抑制因子
顶体酶类	可附着的配体,但要被封闭以防过早结合
	顶体反应抑制因子

总体来说,精液的生殖能力取决于下列成分的正常发育和功能:基因组、线粒体、致密纤维、顶体的微管成分、顶体及其酶与分隔各部分的浆膜。

射精时的液体成分是精浆,精子仅仅是精浆中的一部分。精细胞离开生精上皮后,进入液体环境,这些液体内的溶质在输出管和附睾中被除去和替代。最终,在射精时,精子在附睾尾部液体中被运送到输精管,并与来自附属性腺的液体混合。这些附属性腺包括:前列腺、精囊和尿道球腺。射精时,附睾及不同性腺排到精液中的成分,取决于许多因素,包括节制性交的间期、前戏时间、雄性病理生理过程以及种族差异。因为精液中包括精子和来自附睾及附属性腺的混合液,精子及液体的比率变化很大,重要的指标是一次射精所包含正常精子的总数,而不是单位体积内精子的浓度。人类一次射精为4000万到3亿个精子,和兔子(1亿~3亿个)差不多,但比狗(2亿~20亿个)或马(5亿~25亿个)差得远。

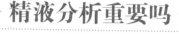

精液分析重要吗

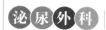

对临床医生来说，评价精液的质量是为了预测潜在的生育能力，鉴别不育的原因或发现其变化。临床医生关心的是导致生育或怀孕的最少精子量。对于流行病学或毒理学家来说，精液分析是评价某工作场所、环境或有关的药物、化学品影响生育的风险。在人群中发现某一明显原因导致不育的可能性，比精确预测某一个体的生育能力重要得多。评价精子质量及潜在生育能力是决定成千上万后代质量的关键。对每个病人来说，可精确预测每个精液标本的生育能力。

遗憾的是此目的不易达到。由于精子的特征、受精过程以及在体外评价精液质量的方法烦琐，从而限制了此目的的顺利完成。精子要达到使卵子受精的目的必须依赖所有的方法学。例如，性交受精或体外受精，还要考虑精子的情况，是新鲜精液还是冷冻精子。此外，尚取决于女性因素，如年龄或子宫及输卵管环境。

有时，精液分析的结果很明确，如精液分析结果为无精子、无前向运动的精子或大量形态异常的精子，该病人的生育潜在可能极差或无生育能力。但对多数病例却无法如此容易地明确诊断。临床工作者的目的是根据所给的精液标本精确地判断某一个体的生育能力或评价同一个体现在标本与以前的标本是否具有相同的生育能力。相对来说，评价上述情况比评价缺乏生育能力要困难得多。若一个标本中大量精子不能使一个卵子受精，每个精子均有不同的原因。精确评价精液质量，在一定程度上，为患者生育的可能性提供证据。

男科学

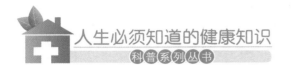
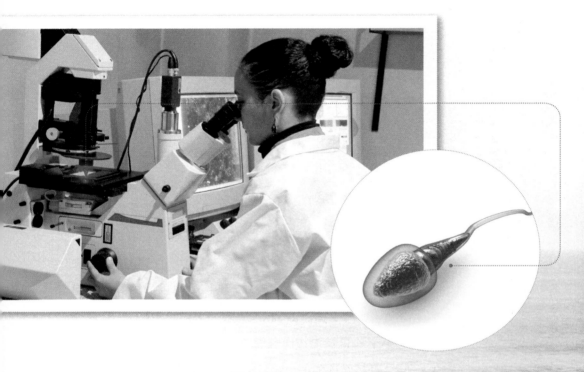

如何评价精液质量

　　不分种族，传统上评价精液质量的方法包括：测定一次射精时精液的量、精子的浓度、精子的总数（浓度×容积）。这些参数说明了间隔一定时间射精时精液量的情况，结合检察睾丸的体积，以评价睾丸的生精功能。射精时无精子可能是逆向射精、输精管堵塞及睾丸功能衰竭所致。目前，对于射精的最低精子总数尚无统一认识，不能判断低于哪个界限，受精能力将下降或消失。多数情况是，雄性每次射精贮存在雌性阴道或子宫内的精子数量，远远超过受精所需的最大量。而用作人工授精的精子在质量良好时，数量即使小于一次标准射精量的1%，也可导致最大的受精能力。

　　传统认为，精子的质量主要包括：精子的前向运动、精子数目的百分比及与形态正常精子数目的百分比。功能检查可进一步评价精液标本的质量，包括精子细胞

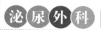

顶体反应的能力（自然或刺激时），对卵子的穿透及结合能力，对卵子透明带的穿透能力，对宫颈黏液的穿透能力，快速或一般速度地离开不动精子及精子群的能力。通过免疫学实验，监测精细胞或精液中是否有降低生育力的自身抗体。分析存在于精子中正常的酶，检测一些存在其表面与受精有关的脂蛋白。通过对精子的形态、精细胞膜通透性、线粒体的功能、细胞膜表面特性及核蛋白变性等因素的分析后，可更好地预测精子的质量。另外，精子细胞膜及顶体膜的脂质过氧化可降低受精能力。多数实验的检测仅仅提供所有精子的平均值，而不是每个精子的状况。遗憾的是，尚不能计算出有多少个精子能在上述全套评价标准中"及格"。

男科学

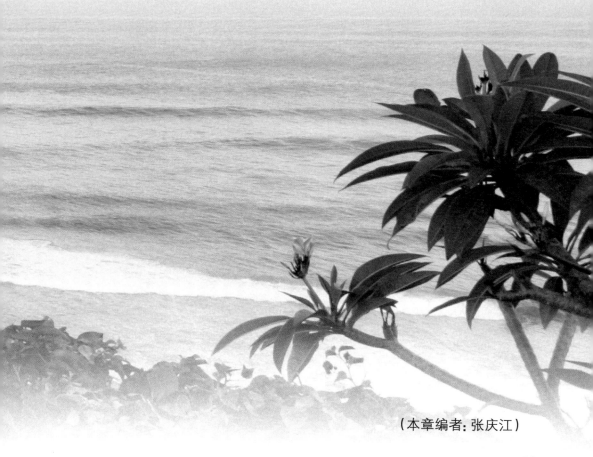

（本章编者：张庆江）

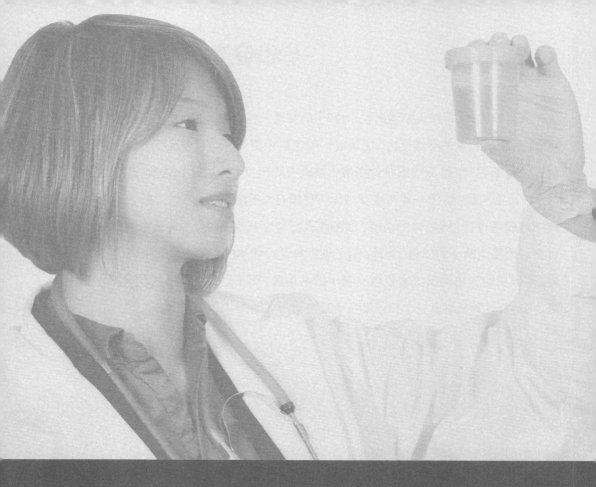

MINIAO XITONG JIESHI

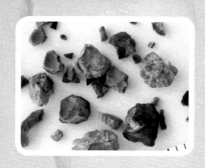
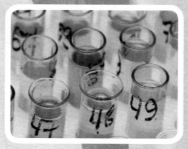
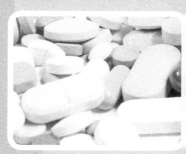

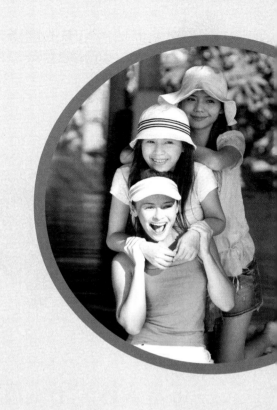

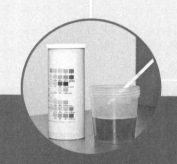

泌尿系统结石

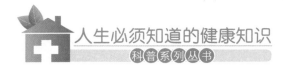

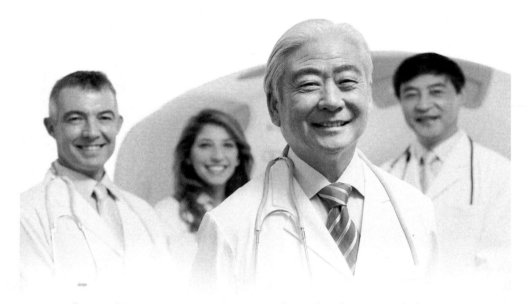

正常人体"下水道"的构造是什么样的，各有什么功能

如果将我们人体比做一个复杂的建筑物的话，由于正常人的尿路就是一套排泄废物——"水"（尿液）的管道，那么整个尿路就像这个建筑物的下水道。

正常人体的尿路包括：自上而下分别为肾盏、肾盂、输尿管、膀胱、尿道。其中肾盏、肾盂、输尿管又叫上尿路；膀胱、尿道为下尿路。它们各司其职，肾盏、肾盂位于肾脏内，负责收集尿液。输尿管负责输送尿液。膀胱负责储存尿液。尿道负责将尿液排出体外。

"下水道"梗阻常见的原因是什么

在整个尿路任何一个部位出现堵塞都会影响尿液排出。造成梗阻的原因通常有结石、肿瘤、狭窄、畸形等。其中最常见的原因为尿路结石。

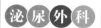
什么是尿路结石，其主要成分是什么

尿路结石是指位于肾、输尿管、膀胱及尿道的结石。尿路结石（尿石症）是最常见的泌尿外科疾病之一，男性多于女性，约4∶1~5∶1。形成机制未完全阐明，有多种学说。复发率高，对多数结石尚无十分理想的预防方法。尿石症发病有地区性。在我国多见于长江以南，北方相对少见。近30年来，我国上尿路（肾、输尿管）结石发病率显著升高；下尿路（膀胱）结石日趋少见。原发于输尿管的结石非常少见，多继发于肾结石，由肾结石落入输尿管形成。膀胱结石中，原发性结石也明显少于继发性结石，多见于尿道狭窄、前列腺增生

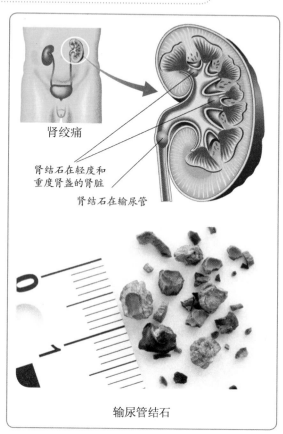

肾绞痛

肾结石在轻度和重度肾盏的肾脏

肾结石在输尿管

输尿管结石

患者。近10年来，尿路结石的治疗方法有了迅速发展，90%左右的尿路结石可不再采用传统的开放手术治疗。

根据结石成分的不同，尿路结石可分草酸钙结石、磷酸钙结石、尿酸（尿酸盐）结石、磷酸铵镁结石、胱氨酸结石及嘌呤结石六类。大多数结石可混合两种或两种以上的成分。各种结石的特点如下：

（1）草酸钙结石：占结石中的80%~90%，常呈黄褐或石铜色，表面平滑（单水草酸钙）、粗糙（双水草酸钙），两者出现的比例为3∶1，男性发病为多见，多有家族

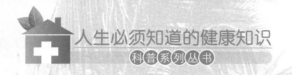
史，在X线片上清晰可见。尿沉渣内常有草酸钙结晶。

（2）磷酸钙结石：占结石中的6%~9%，结石为白色，表面粗糙，常呈鹿角状，质地较硬。常在碱性尿中形成。以青壮年男性为多见，多有家族史，在X线片上清晰可见。

（3）尿酸（尿酸盐）结石：占结石中的6%~10%，表面光滑，常呈鹿角形，色黄或棕褐色，质地较硬，在X线片上模糊不清或不能出现。以男性多见，尤以痛风病人更常见，通常有家庭史。尿沉渣内可见尿酸结晶。

（4）磷酸铵镁结石：占结石中的6%~9%，结石色黄或污灰色，呈树枝状或鹿角状，质地较软。以女性为多见，合并尿路感染的病人较多，不能透过X线。尿沉渣内可见磷酸铵镁结晶。

（5）胱氨酸结石：占结石中不到2%，结石色黄或白，表面光滑，呈圆形，不易透过X线，常在酸性尿中形成。尿沉渣内可见胱氨酸结晶。

（6）黄嘌呤结石：此类结石很少见到，色白或黄棕色，质地很脆，不能透过X线，一般在酸性尿中形成。

肾结石形成的原因是什么

绝大部分尿路结石多由肾结石演变而来。肾结石是发生于泌尿道的一种常见疾病，近年来肾结石的发病率呈增高趋势。肾结石可发生在肾盏、肾盂内，可移动并进入输尿管或膀胱。原发性结石起因不明，继发性结石常因代谢异常、内分泌紊乱及慢性肾盂肾炎所导致，结石与感染常互为因果。通常考虑与以下因素有关：

（1）肾结石形成的主要原因是饮食。它是由饮食中可形成结石的有关成分摄入过多引起的。再细一点解释是：

草酸积存过多　体内草酸的大量积存，是导致肾尿结石的因素之一。如菠菜、豆类、葡萄、可可、茶叶、橘子、番茄、土豆、李子、竹笋等。这些人们普遍爱吃的东

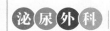

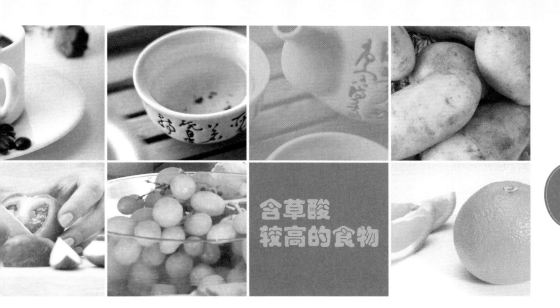

含草酸较高的食物

西，正是含草酸较高的食物。医生通过研究发现：200克菠菜中，含草酸725.6毫克，如果一人一次将200克菠菜全部吃掉，食后8小时，检查尿中草酸排泄量为20~25毫克，相当于正常人24小时排出的草酸平均总量。

嘌呤代谢失常　动物内脏、海产食品、花生、豆角、菠菜等，均含有较多的嘌呤成分。嘌呤进入体内后，要进行新陈代谢，它代谢的最终产物是尿酸。尿酸可促使尿中草酸盐沉淀。如果一次过多地食用了含嘌呤丰富的食物，嘌呤的代谢又失常，草酸盐便在尿中沉积而形成尿结石。

脂肪摄取太多　各种动物的肉类，尤其是肥猪肉，都是脂肪多的食品。多吃了体内脂肪必然增高，脂肪会减少肠道中可结合的钙，因而引起对草酸盐的吸收增多，如果一旦出现排泄功能故障，如出汗多、喝水少，尿量少，肾结石很可能就在这种情况下形成。为了预防结石病，热天要多喝水，吃了油水多的食物，也要多喝点水，以促进排尿畅通，稀释尿液成分，可减少得结石的危险。

糖分增高　糖是人体的重要养分，要经常适量增补，但一下子增加太多，尤其是乳糖，也会给结石形成创造条件。专家们发现：不论正常人或结石病患者，在食用

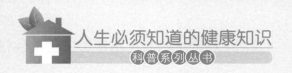

100克蔗糖后，过2小时去检查尿，发现尿中的钙和草酸浓度均上升，若是服用乳糖，它更能促进钙的吸收，可能导致草酸钙在体内的积存而形成尿结石。

蛋白质过量　对肾结石成分进行化验分析，发现结石中的草酸钙占87.5%。这么大比例的草酸钙的来源就是因为蛋白质里除含有草酸的原料——甘氨酸、羟脯氨酸之外，蛋白质还能促进肠道功能对钙的吸收。如果经常过量食用高蛋白质的食物，使肾脏和尿中的钙、草酸、尿酸的成分普遍增高。如果不能及时有效地通过肾脏把多余的钙、草酸、尿酸排出体外，得肾脏结石、输尿管结石症的条件就形成了。当今世界经济发达国家人群肾结石发病率增高的主要原因就在于此。

当上述物质摄入过多，而此时尿中晶体浓度过高以及尿液理化性质发生改变时，尿路结石就形成了。

（2）尿内晶体浓度增高。正常尿中常含有多种晶体盐类，如草酸盐、磷酸盐、碳酸盐、尿酸盐等。这些晶体盐类与尿中的胶质物质，如黏蛋白类和核酸维持相对平衡。若晶体盐类浓度增高或黏多糖类发生量或质的异常，就造成晶体与胶体的平衡失调，晶体物质即可析出沉淀，形成结石。当脱水、尿量减少、尿浓缩时，尿中晶体盐类浓度增高，尿结石的发生率也会增加。

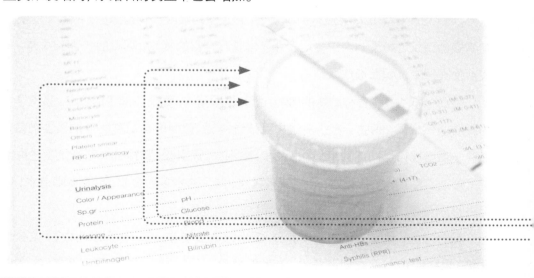

有些情况使体内晶体排出增多，也可使尿晶体浓度增高。95%以上的尿结石含钙，如甲状旁腺功能亢进时可动员骨钙入血；大量肾上腺皮质激素引起溶骨可使尿钙增高；长期卧床病人发生废用性骨萎缩、骨质疏松、脱钙，钙经血流由肾排出；长期服用大量含钙抗酸药物或过量维生素D使钙吸收增多，也可使尿钙增多。如尿中胶体不能维持钙盐的过饱和状态，则钙盐析出沉淀亦可形成结石。

有些代谢紊乱，如痛风病人嘌呤代谢紊乱，尿酸排泄增加，可并发尿酸结石。

（3）尿液理化性质的改变。尿液内晶体浓度正常，但尿液理化性质改变时，也可促进结石形成。如尿液pH改变可影响晶体的溶解度。碱性尿有利于磷酸钙、磷酸氨镁、草酸钙结石形成；酸性尿内易形成尿酸结石和胱氨酸结石。

（4）构成尿结石基质的黏蛋白在尿内含量的改变对尿结石的形成可能也有一定作用。

（5）尿液滞留有利于水分再吸收，使尿液浓缩，晶体易析出，同时容易发生感染，析出的晶体可粘附在细菌表面形成结石。

（6）尿内异物，如脱落的上皮细胞、血凝块、炎性渗出物和细菌等可构成结石的核心，尿中晶体盐类可沉积其上，形成结石。

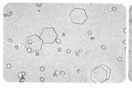 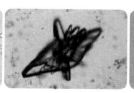 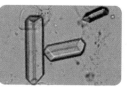

尿液中的胱氨酸结晶　　尿液中的尿酸结晶　　尿液中磷酸铵镁结晶

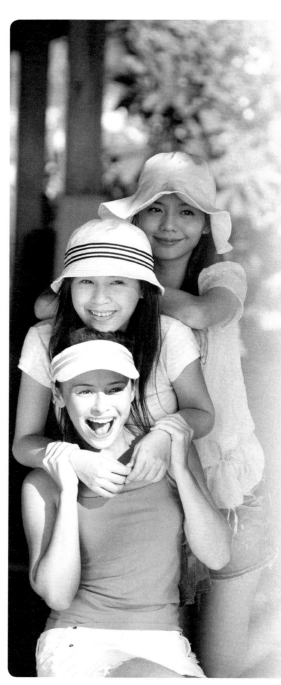

影响结石的形成有哪些因素，其发病机制是什么

许多因素影响尿路结石的形成。尿中形成结石晶体的盐类呈超饱和状态，尿中抑制晶体形成物质不足和核基质的存在，是形成结石的主要因素。

形成因素

（1）流行病学因素：包括年龄、性别、职业、社会经济地位、饮食成分和结构、水分摄入量、气候、代谢和遗传等因素。上尿路结石好发于20~50岁。男性多于女性。男性发病年龄高峰为35岁。女性有两个高峰，30岁及55岁。在两次世界大战时，上尿路结石发病率降低，而其间隙期间以及近40年来发病率大大上升，提示与经济收入和饮食结构变化有关。实验证明，饮食中动物蛋白、精制糖增多，纤维素减少，促使上尿路结石形成。大量饮水使尿液稀释，能减少尿中晶体形成。相对高温环境

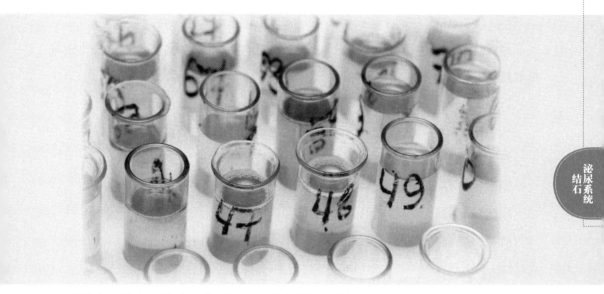

及活动减少等亦为影响因素，但职业、气候等不是单一决定因素。

（2）尿液因素：①形成结石物质排出过多。尿液中钙、草酸、尿酸排出量增加。长期卧床，甲状旁腺机能亢进（再吸收性高尿钙症），特发性高尿钙症（吸收性高尿钙症——肠道吸收钙增多或肾性高尿钙症——肾小管再吸收钙减少），其他代谢异常及肾小管酸中毒等，均使尿钙排出增加。痛风，尿持续酸性，慢性腹泻及噻嗪类利尿剂均使尿酸排出增加，内源性合成草酸增加或肠道吸收草酸增加，可引起高草酸尿症；②尿酸性减低，pH增高；③尿量减少，使盐类和有机物质的浓度增高；④尿中抑制晶体形成的物质含量减少，如枸橼酸、焦磷酸盐、镁、酸性黏多糖、某些微量元素等。

（3）解剖结构异常：如尿路梗阻，导致晶体或基质在引流较差部位沉积，尿液滞留继发尿路感染，有利于结石形成。

（4）尿路感染：大多数草酸钙结石原因不明。磷酸钙和磷酸镁铵结石与感染和梗阻有关。尿酸结石与痛风等有关。胱氨酸结石是罕见的家族遗传性疾病，尿中排出大量胱氨酸所致。

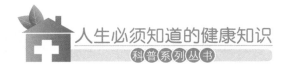
发病机制

尿路结石形成的机制仍不十分明确，其形成与机体所处内外环境、全身代谢与局部感染等因素有关。

（1）个体因素

代谢因素

草酸钙结石：①高钙尿症；②高草酸尿症；③低枸橼酸尿症

磷酸钙结石：肾小管性酸中毒

尿酸结石：尿pH持续过低，高尿酸尿症

胱氨酸结石：胱氨酸尿症

（2）局部感染

尿路感染，易生成磷酸铵镁结石

尿路梗阻

尿路异物

（3）环境因素

气候：热带、亚热带、夏季高发。

饮食：①水分摄入不足；②蛋白质摄入过多；③钙摄入过多；④镁摄入不足。

药物：大量服用钙剂、维生素D、维生素C、皮质类固醇或阿司匹林等。

影响结石形成的药物有哪些

促进结石生成的药物

钙剂和（或）维生素D 绝经后妇女常用钙剂和维生素D防治骨质疏松，但过量应用钙剂和（或）维生素D可使肠道大量吸收钙，而出现高钙尿，发生肾钙化、肾结石。

所以，为预防尿结石的发生，在服用钙剂和（或）维生素D前，应测定尿钙，服用过程中应定期随访,如出现尿钙过高和草酸钙过饱和,建议采用其他替代疗法,或在服用钙剂和(或)维生素D的同时加服噻嗪类利尿剂。

维生素C 大量服用维生素C,如每日服用维生素C在4克以上,可引起尿中草酸显著增加。

硅酸镁 消化道溃疡病时,大量饮用牛乳和服用碱性药物,可发生乳碱综合征。因服用硅酸镁可形成硅酸盐结石。

皮质类固醇 长期服用皮质类固醇,可导致骨质脱钙入血,出现高钙尿,而发生尿石症。

磺胺类药物 有些磺胺类药物在尿中溶解度低,在体内可转化成溶解度更低的乙酰化合物在尿中析出,形成尿结石。在服用时注意碱化尿液。

其他 使用吸入麻醉剂甲氧氟烷、大量服用吡醇羟乙酯、阿司匹林等也可增加尿草酸排泄。

抑制结石生成的药物

维生素B_6、维生素B_1 当有足量的维生素B_6、维生素B_1存在时,可以减少草酸的合成,从而减少结石生成。

枸橼酸盐 枸橼酸盐(枸橼酸钾)可提高尿pH,致使尿钙排出减少,从而减少尿结石形成的危险。

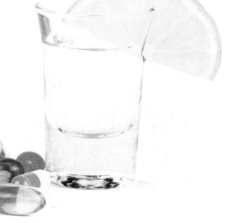

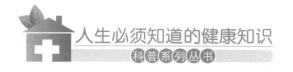
肾钙素　肾钙素抑制草酸钙结石成核、生长、聚集三个过程。

葡胺聚糖　对草酸钙结石的成核、生长、聚集有较强的抑制作用，对磷酸钙的聚集也有一定的抑制作用。中成药如茯苓、结石通、结石冲剂等，含有对结石形成有抑制作用的多糖类大分子物质。

泽泻　实验研究表明，泽泻具有抑制结晶生长、聚集以及减少肾小管内草酸钙晶体形成的作用。

鱼油　鱼油的主要成分为不饱和脂肪酸，有减少尿液钙排出的作用。

青霉胺、硫普罗宁和卡托普利　都能溶解尿液中的胱氨酸，这样也能防止胱氨酸结石形成。

噻嗪类（如氢氯噻嗪、氯噻酮）和柠檬酸钾　通常用来预防碳酸钙结石的形成。

其他　尿凝血酶原片段、尿桥蛋白、黏蛋白、核糖核酸类似物、氨基酸及多肽均在不同环节、不同部位对结石形成起抑制作用。

尿路结石常发生于哪些部位

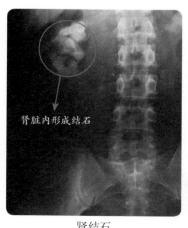

肾脏内形成结石

肾结石

尿路的各个部位都可以发生结石。根据有关单位的统计，肾结石的发病率最高，达到47.4%，输尿管结石占32.6%。实际上，绝大部分输尿管结石是在肾脏内形成然后下降到输尿管的。从解剖学的观点看，输尿管有三个生理性的狭窄段，即肾盂输尿管交界部、输尿管中段与髂血管交界处和输尿管的膀胱壁间段，这三个部位都是输尿管结石最常停留的部位。膀胱结石仅占16.2%，尿道结石占3.8%。位于膀胱和尿道的结石中也有一部分是从

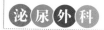

肾脏和输尿管下降而来的。

由此可见，尿石症的发病部位主要是在肾脏。

尿路结石常见症状是什么

肾结石可能长期存在而无症状，特别是较大的鹿角状结石。较小的结石活动范围较大，小结石进入肾盂输尿管连接部或输尿管时，则引起输尿管剧烈蠕动，以促使结石排出，于是出现绞痛和血尿。

（1）疼痛：大部分患者出现腰痛或腹部疼痛。较大的结石，多为患侧腰部钝痛或隐痛，常在活动后加重；较小的结石，多引起平滑肌痉挛而出现绞痛，这种绞痛常突然发生，疼痛剧烈，如刀割样，向下腹部、外阴部和大腿内侧放射。有时患者伴有面色苍白、出冷汗、恶心、呕吐，严重者出现脉弱而快、血压下降等症状。疼痛常阵发性发作，或可因某个动作疼痛突然终止或缓解，遗有腰、腹部隐痛。

（2）血尿：由于结石直接损伤肾和输尿管的黏膜，常在剧痛后出现镜下血尿或肉眼血尿，血尿的严重程度与损伤程度无平行关系。

（3）脓尿：肾和输尿管结石并发感染时尿中出现脓细胞，临床可出现高热、腰痛。

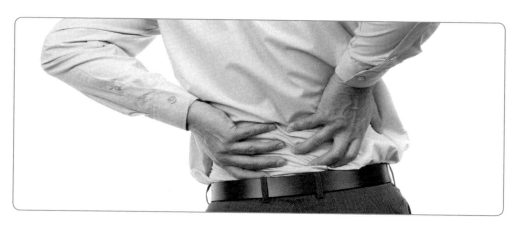

（4）尿痛、血尿：膀胱结石通常无明显症状，若结石引起膀胱颈部梗阻以及落入尿道可出现排尿中断、尿痛、排尿困难、血尿以及尿道滴血等症状。

（5）其他：结石梗阻可引起肾积水、肾功能不全，有的病人尚可出现胃肠道症状（恶心、呕吐等）、贫血等。

总之，尿路结石不仅给患者带来直接的痛苦，影响患者排尿，严重时导致肾功能衰竭，还会给患者带来极大的心理压力，引发抑郁症等多种疾病，需要患者及早治疗。

什么叫血尿，常见原因有哪些

血尿是泌尿系统疾病常见的临床表现。正常人的肾脏滤过膜对血中红细胞控制很严，尿液中几乎没有红细胞，或偶有少量红细胞，显微镜下高倍视野每视野0~2个，12小时尿红细胞计数少于50万个，或1小时尿红细胞计数多于10万个，均视为正常。如果一个人尿中经常出现红细胞，或尿沉渣每高倍视野超过3个，12小时尿红细胞计数超过50万个，1小时尿红细胞计数超过10万个，则称为血尿。血尿可轻可重，轻者仅在显微镜下见到红细胞增多，称为镜下血尿；重者肉眼见尿呈血一样颜色（一般每升尿含血量超过1毫升），称为肉眼血尿。临床上分无痛性血尿和痛性血尿两种。血尿的程度，痛与不痛，均与引起血尿的疾病的严重程度无平行关系。

引起血尿的原因很多，约98%由泌尿系统本身疾病引起，仅2%由全身或泌尿系统邻近器官病变所致。引起血尿的疾病，内科疾病主要有原发性或继发性肾小球肾炎、遗传性肾炎、薄基底膜肾病、泌尿系统感染、结核及多囊肾等；外科疾病主要有泌尿系统结石、肿瘤及创伤。全身出血性疾病也常伴有血尿。剧烈运动也能致血尿发生。

肾结石病人发生肾绞痛的同时，多会伴随发生血尿情况。因肾脏内形成的结石在尿路移行排出过程中，将会擦伤肾盂以及输尿管的黏膜，导致这些部位的毛细血管破损，从而产生血尿。

因此，血尿为肾结石患者继疼痛后的另一大主要症状表现。在肾结石病人发生疼痛的时候，往往伴发有肉眼血尿或镜下血尿。血尿的发生以镜下血尿为多见（即尿常规检查显示尿红细胞为阳性），大量的肉眼血尿（即直接能看见尿液颜色变红）却并不多见。当肾结石病人进行体力活动后，血尿症状将可加重。

肾绞痛的原因是什么，怎么处理

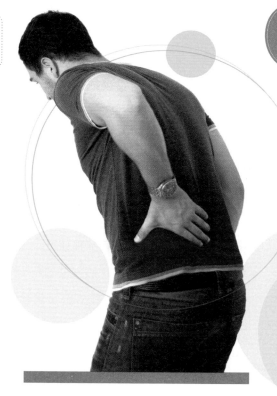

肾绞痛（renal colic）又称肾、输尿管绞痛，是由于某种病因使肾盂、输尿管平滑肌痉挛或管腔的急性部分梗阻导致肾盂、输尿管内压急剧增高所造成的，它的发生与身体是否强壮无关。肾绞痛表现为突然发作的腰部剧烈疼痛，呈刀割样，发作时患者常辗转不安，屈腿压腹，呻吟不止。疼痛从患侧腰部开始沿输尿管向下腹部、腹股沟、大腿内侧、睾丸或阴唇放射，可持续几分钟或数十分钟，甚至数小时不等。活动诱发疼痛。体力劳动、体育活动、舟车颠簸等可促使疼痛发作或加重。发作时常伴有恶心呕吐、大汗淋漓、面色苍白、辗转不安、全身冷汗、脉搏细速甚至血压下降、体温正常或稍高等症状，严重者可导致休克。

一旦痉挛或梗阻解除，症状会很快缓解。绞痛症状缓解后患者常常筋疲力尽，呈极度虚弱状态，腰部酸胀隐痛。绞痛发作时，尿量减少，绞痛缓解后常多尿。患者既往常有同样发作史。由于肾绞痛常伴有恶心、呕吐、腹胀等消化道症状，易与急腹症混淆。因此，在诊断中应注意排除下列常见的急腹症：急性阑尾炎、急性胆囊炎和急性胰腺炎。女性患者还应除外卵巢囊肿蒂扭转、宫外孕、急性输卵管炎等。经尿常规和B超检查，一般可确定是否为肾绞痛，其中尿常规中"红细胞++"即提示有意义。如果只是一个+或女性患者处于月经期间，这个结果就不能作为诊断依据。在没有得到确诊之前不能反复使用止痛药，否则影响对病情的观察，甚至延误诊断。

肾绞痛并非独立的一种疾病，而是一种症状。就发病规律而言，肾绞痛伴有血尿，大多由肾与输尿管结石引起，但这不是结石所特有的症状。因此，肾绞痛发作缓解后，必须进一步检查病因，做相应的治疗，否则可能存在以下两大危险：

首先，不能及时发现尿路梗阻。肾绞痛最常见的原因是尿路结石，有时结石在肾盂或输尿管中嵌顿，不一定出现绞痛，但可以引起梗阻，导致不同程度的肾积水。久而久之，肾积水可以日益加重，最后导致肾功能丧失。在此过程中，患者仅有轻微腰酸或没有明显的症状，容易被忽视。有人把肾脏比做"哑巴"器官，意思是自身有了较严重的病变，却没有明显反应，这也是肾绞痛容易被忽视的主要原因。

其次，可能延误肾肿瘤、结核等重要疾病的诊断。任何原因的肾出血，如形成血块通过输尿管时，都会刺激输尿管而发生痉挛，造成梗阻，出现像肾结石一样的绞痛。因此，肾绞痛后腹部X线拍片看不到结石，不等于就没有问题。

凡有过肾绞痛发作者，应经常化验小便，如发现有血尿，即使无绞痛发作，也说明病变仍存在。必要时，可做B超、静脉肾盂造影等检查。

治疗

在确诊肾绞痛后，医生会根据患者就诊时的疼痛程度，伴随症状如恶心、呕吐以及对止痛药物的反应做相应治疗。治疗用药一般有个梯度：

（1）疼痛能耐受或肾绞痛后余痛，可选择口服止痛剂和解痉药物。

（2）疼痛难以耐受，应肌内注射东莨菪碱（解痉药物），一般15~20分钟起作用，但有口干、心跳加速等副作用。

（3）疼痛剧烈或肌注东莨菪碱20分钟后疼痛仍未缓解者，通常需要注射毒麻

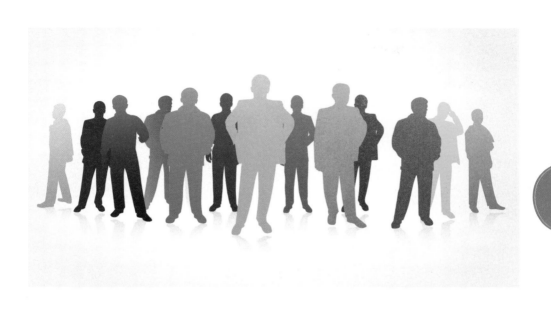

类药物，如杜冷丁或吗啡，其止痛作用强，同时有镇静作用，肌注后15~20分钟显效，可维持4~6小时。但不宜多次使用，以免成瘾。

（4）如经上述处理，疼痛仍未缓解，就需要静脉输液了。有少数顽固的肾绞痛患者，短时间内对各种止痛剂都不敏感，只能在药效的作用下慢慢缓解。

肾结石引起肾绞痛的其他特殊处理方法

（1）解痉止痛：除常用药物杜冷丁及东莨菪碱外，心痛定10毫克舌下含服，消炎痛栓0.1克纳肛，黄体酮10~20毫克肌注等。

（2）指压止痛：用拇指压向患侧骶棘肌外缘、第三腰椎横突处，可收到止痛或缓解疼痛的效果。

（3）皮肤过敏区局部封闭：先用大头针在患侧腰部试出皮肤过敏区，然后用0.5%奴夫卡因20毫升做过敏区皮内及皮下浸润封闭，可收到明显的止痛效果。

（4）针刺疗法：取穴肾腧、志室、三阴交等，采用强刺激手法，或0.5%奴夫卡因2毫升做穴位内封闭。

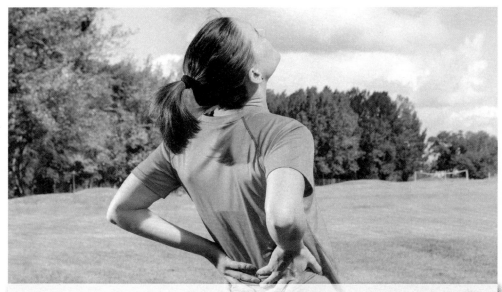

如何鉴别肾结石导致的腰痛

　　肾结石会引起的疼痛可能会发生在腰部，往往就被人们误认为腰椎病或胃痛，因而易被忽视，耽误了肾结石的治疗时间，影响了患者的治疗效果。那么，应当怎样分辨肾结石所引起的腰痛呢？

　　肾结石导致的腰痛和普通的腰痛、胃痛的不同之处在于肾结石引起的疼痛发生部位比较高，一般在腰部以上、腰椎两边。当结石不活动、肾盂内压改变不明显时，通常是偶发性的钝痛即隐隐作痛，结石活动时则发生绞痛，严重时患者痛得难以站立、大汗淋漓，并伴有恶心、呕吐。有时候肾结石随尿液移动到输尿管、膀胱，这种疼痛还会往下反射到下腹部、大腿内侧，并伴随有血尿、尿频、尿急、尿痛等。因此，当发现血尿又时常有原因不明的腰部剧痛，应赶紧到医院验尿、做双肾B超或X线检查，看是否有肾结石作怪。

　　由于肾结石形成的关键还是和个人体质和代谢有关，最好每年做一次相关检查。有部分很少感到疼痛的患者更要重视，因为结石可能被周围长出的肉芽包裹，以致更易发生尿路阻塞，影响肾功能。

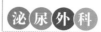

由肾绞痛引起的恶心、呕吐怎么处理

通常肾绞痛急性发作时常伴有恶心、呕吐,所以常采用止吐药来对症治疗。胃复安(甲氧氯普胺)是一种常用止吐药。胃复安除了缓解恶心之外,还能和麻醉性镇痛药一样能明显缓解疼痛。它的作用是在于其对中枢神经系统多巴胺受体的阻断。它没有抗焦虑的作用,与其他中枢多巴胺受体阻滞剂相比,镇静作用也较弱。胃复安在静脉注射3分钟内发挥作用,肌肉注射其作用可能不超过15分钟。成人常用剂量是10毫克静脉注射或肌注,必要时可每4~6小时应用一次。其他常用于止吐的药物包括:异丙嗪(非那根)、马来酸、甲哌氯丙嗪、安泰乐等。通常在肾绞痛病人呕吐明显或恶心到需要口服药物治疗时推荐使用止吐药。

什么叫肾区痛和肾区叩击痛

正常肾脏在触诊和叩诊时无痛感。当肾脏有病时特别是肾结石发作时,可发生肾区痛(俗称腰痛),可表现为腰部胀痛、压痛和叩击痛。

(1)腰部胀痛:患者自己感到腰部肾区胀痛,可一侧性或两侧性,胀痛多为持续时间较长,也可因活动或休息加剧或减轻。一般肾脏病变的腰痛,活动时或劳累后有加重趋势。而腰肌劳损的病人,休息后往往腰部胀痛反而加剧,稍加活动后,可能有所减轻,以此可助鉴别。肾脏发炎、肿瘤等使肾体积增大,包膜受到张力牵拉时常常引起肾区胀痛。

(2)肾区压痛:正常人仅在重压右肾下极时,会有不适或稍有胀痛感。肾区压痛点有较大诊断价值。压痛部位有三处:一是上输尿管压痛点,用手指深压患者腹直肌外缘平脐处,出现明显压痛为阳性,常提示肾盂或上段输尿管有病变;二是中输尿管压痛点,用手指深压腹直肌外缘和髂前上棘连线的交叉点处,明显压痛者,常提示该侧输尿管有病变;三是脊肋角压痛点,用手指重压患者背部脊椎旁12浮肋连结角,如有明显压痛,常提示肾脏或肾盂有病变。

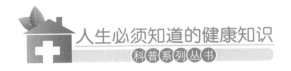
（3）肾区叩痛：检查者用左手掌平贴于患者腰部肾区，然后用右拳轻叩自己左掌背，由轻至重，使患者的肾区受到震动，若出现疼痛，即为肾区叩痛阳性，常提示肾脏包括肾周围组织有炎症、肾结核、肾盂积水、肾结石或肿瘤等。

肾区痛常常会和脊椎、腰肌病变所引起的腰痛混淆。除根据病史、发病原因、体征不同鉴别外，肾区痛多与运动无关（除肾脏及其周围病变已波及脊柱、腰部肌肉外，如肾周围炎、肾周脓肿），肾区痛也不放射至腿部，而脊柱、腰肌病变的腰痛往往因运动或体位改变使疼痛加剧，有时还会放射到下肢，这些都有助于区别。必要时需请教医生，摄腰部X线片和相应的检查来明确诊断。

尿路结石有什么危害

尿路结石为临床常见病，迄今为止，发现最早的一枚膀胱结石见于7000年以前的古埃及木乃伊体内。新中国成立以前，尿路结石以膀胱结石为主；新中国成立以后，特别是近年来，随着人民生活水平的提高和营养状况的改善，结石的部位也发生了显著变化，上尿路结石的发病率呈明显增加趋势。尿路结石可引起泌尿系的直接损伤、梗阻、感染甚至恶变。结石阻塞尿路后最为重要的病理性改变是肾积水和肾功能损害，这取决于梗阻的部位和程度。

尿路结石形成最常见的部位为肾盂、肾盏、输尿管和膀胱。约80%的患者为单侧性尿路结石。

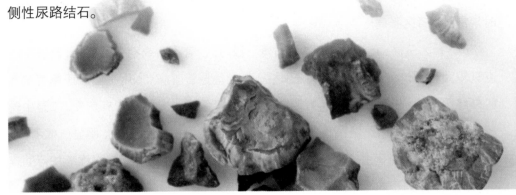

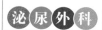
尿路结石大小不一，大者直径可达数厘米，小者如砂粒；数量也不等，少者只有一个，多者可有数十个甚至数百个（尿砂），如膀胱内的泥砂样结石。尿结石的形状可为圆形、椭圆形或不规则形（如肾盂内的鹿角形结石）。有的表面光滑，有的粗糙。尿路结石对机体的影响主要是引起泌尿道阻塞和损伤。表面光滑的结石固定在肾盂内如不移动可不出现症状。结石阻塞肾盂和输尿管可引起肾盂积水和输尿管积水。有些结石可损伤肾盂、输尿管和膀胱黏膜引起血尿。尿结石的慢性刺激可引起黏膜慢性炎症、鳞状化，生成白斑。小的尿路结石进入输尿管，可招致强烈蠕动和痉挛，引起剧烈的绞痛。嵌顿在输尿管的结石常损伤输尿管黏膜引起溃疡形成，以后可能造成输尿管瘢痕狭窄。由尿结石造成的阻塞和损伤又是诱发感染的重要因素，因此，结石患者常并发尿路感染和肾盂肾炎。

尿路结石与尿路感染有何关系

尿路感染与尿路结石的关系可从以下两方面认识：

一方面，尿路结石是尿路感染的重要诱因之一，其原因有二：①结石引起尿路梗阻，易发生尿路感染；②含磷酸镁铵或磷酸钙的结石常隐藏细菌。结石所致的尿路感染多为进行性的。在结石去除之前，感染反复发作，很难控制，且易发展成慢性炎症。因此，结石合并慢性感染比较多见，有的患者甚至长期以脓尿为主要症状。由于不少尿路结石患者仅表现为尿路感染症状，就诊时常易忽略检查感染的原因，对此应引起注意。

另一方面，持续反复性的尿路感染也可引起尿路结石，即所谓感染性结石。细菌将尿素分解成氨，使尿液碱化，尿中磷酸盐易发生沉积，形成磷酸镁铵（鸟粪石）和磷酸钙（磷灰石）结石。此外，细菌、脓块及坏死组织也可成为结石的核心。

由于尿路结石与感染二者的关系，使尿路感染更为复杂化。可以认为，二者的关系密切，并互为因果。

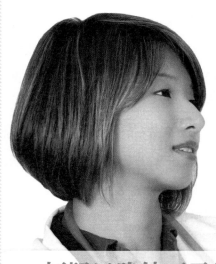
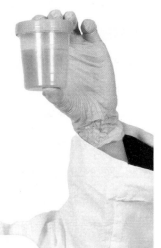

怀疑尿路结石需做什么检查

怀疑尿路结石患者就诊时医师通常会:

(1)询问病史和体检:结石患者病史中多有典型的肾绞痛和血尿,或曾从尿道排出过结石。查体时患者患侧肾区有压痛、叩击痛,并发感染、积水时叩击痛更为明显,肾积水较重者可触及肿大的肾脏,输尿管末端结石有时可经直肠或阴道指检触及。

(2)化验检查:尿液常规检查可见红细胞、白细胞或结晶,尿pH在草酸盐及尿酸盐结石患者常为酸性,磷酸盐结石常为碱性。合并感染时尿中出现较多的脓细胞,尿细菌学培养常为阳性,计数大于10万/毫升以上;并发急性感染及感染较重时,血常规检查可见白细胞总数及嗜中性粒细胞升高。多发性和复发性结石的患者,应测定血、尿的钙磷值、尿酸值等,以进一步明确结石的形成原因。

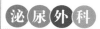

（3）X线检查：X线检查是诊断肾及输尿管结石的重要方法，约95%以上的尿路结石可在X线平片上显影。辅以排泄性或逆行性肾盂输尿管造影，可确定结石的部位、大小、数目以及有无梗阻和梗阻程度、了解对侧肾功能是否良好、区别来自尿路以外的钙化阴影、排除上尿路的其他病变、确定治疗方案以及治疗后结石部位、大小及数目的对比等都有重要价值。密度低或透光结石，辅以输尿管、肾盂充气造影，结石则显示更为清晰。

（4）B超检查：在结石部位可探及密集光点或光团，了解结石部位以上有无积水。缺点是由于肠气干扰对输尿管特别是中段输尿管结石常不易发现。

（5）其他检查：同位素肾图检查可见患侧尿路呈梗阻型。CT以及CTU（CT输尿管重建）检查，为目前较为先进的检查方法，结合计算机断层扫描技术可确定结石的部位、大小、数目以及有无梗阻和梗阻部位、程度，了解对侧肾功能是否良好。特别是对肾盂、肾盏内结石，由于可以从三维了解结石在肾盏的具体位置，为经皮肾镜治疗精确定位结石，是术前准备的首选。

（6）膀胱镜，输尿管肾镜检查：主要用以诊断膀胱、输尿管结石的原因并可以同时予以治疗。

明确尿路结石的处理原则

尿路结石治疗要遵循两个原则：一是积极处理结石的并发症即梗阻、感染；二是积极治疗原发病，如代谢紊乱、感染或已存在的解剖因素。最简单而有效的是大量饮水，稀释尿液，可延缓尿石生长及防止尿石再发，有感染时大量饮水多可促进引流。

双侧上尿路同时存在结石约占结石患者的15%，传统的治疗方法一般是对两侧结石进行分期手术治疗。随着体外碎石、腔内碎石设备的更新与泌尿外科微创技术的进步，对于部分一般状况较好、结石清除相对容易的上尿路结石患者，可以同期微创手术治疗双侧上尿路结石。

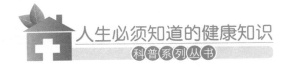
双侧上尿路结石的治疗原则

（1）双侧输尿管结石。如果总肾功能正常或处于肾功能不全代偿期，血肌酐值<178.0微摩尔/升，先处理梗阻严重一侧的结石；如果总肾功能较差，处于氮质血症或尿毒症期，先治疗肾功能较好一侧的结石；条件允许，可同时行对侧经皮肾穿刺造瘘，或同时处理双侧结石。

（2）双侧输尿管结石的客观情况相似，先处理主观症状较重或技术上容易处理的一侧结石。

（3）一侧输尿管结石，另一侧肾结石。先处理输尿管结石，处理过程中建议参考总肾功能、分肾功能与患者一般情况。

（4）双侧肾结石。一般先治疗容易处理且安全的一侧，如果肾功能处于氮质血症或尿毒症期，梗阻严重，建议先行经皮肾穿刺造瘘，待肾功能与患者一般情况改善后再处理结石。

（5）孤立肾上尿路结石或双侧上尿路结石致急性梗阻性无尿，只要患者情况许可，应及时做外科手术，如不能耐受手术，应积极试行输尿管逆行插管或经皮肾穿刺造瘘术，待患者一般情况好转后再选择适当治疗方法。

（6）对于肾功能处于尿毒症期，并有水电解质和酸碱平衡紊乱的患者，建议先行血液透析，尽快纠正其内环境的紊乱，并同时行输尿管逆行插管或经皮肾穿刺造瘘术，引流肾脏，待病情稳定后再处理结石。

结石不痛不是好事

专家指出，肾结石之所以痛，多数是与结石在泌尿系统内移动有关联，当结石逐渐增大后，就基本上不再移动，人也不会觉得痛了。此外，当大的结石长期存在于输尿管内，产生的积水越来越多，肾内压力增加会导致内部感觉神经破坏，也不会觉得疼痛。因此，当结石不再疼痛，反而不是好事。

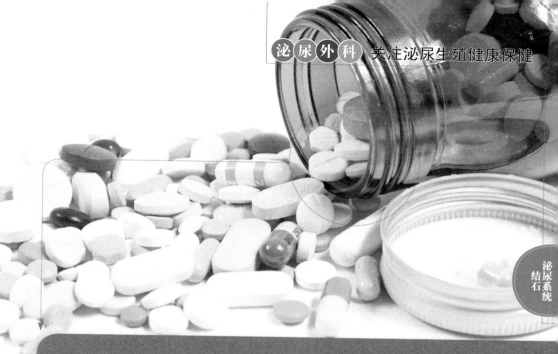

肾绞痛可用哪些止痛药

排除其他急腹症后,肾绞痛可采取解痉止痛对症处理,通常临床上医师除了使用东莨菪碱、杜冷丁、强痛定等,也常用下列一些药物达到解痉止痛作用:

心痛定 通过松弛输尿管平滑肌、解除输尿管痉挛和降低肾血管阻力,来达到缓解肾绞痛的目的。患者可在肾绞痛发作时在舌下含服该药10~20毫克,用药5~16分钟疼痛即可明显缓解,尤其适用于并发有高血压的肾绞痛患者。

消炎痛 在肾绞痛发作时,将100毫克吲哚美辛栓剂(如无栓剂也可用100毫克吲哚美辛胶囊)塞入肛门内,直肠给药非常适合伴有恶心、呕吐的肾绞痛患者,如同时再配合含服心痛定10毫克,可提高缓解效果。

胃复安 胃复安能明显松弛内脏平滑肌,具有解痉镇痛、止吐作用,可抑制输尿管平滑肌的蠕动、降低输尿管内的压力,从而缓解肾绞痛。服用30毫克,疼痛在服药20~30分钟后明显缓解,止痛作用可持续2~4个小时。但患有癫痫、嗜铬细胞瘤、胃肠道出血、机械性肠梗阻、肠穿孔以及正在进行放疗

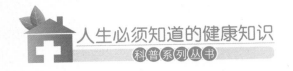

或化疗的患者应禁用此药。

　　黄体酮　是孕激素的一种,对于结石患者黄体酮不仅可以缓解肾盂输尿管平滑肌的痉挛,治疗肾绞痛,同时可以扩张输尿管并利尿,促进结石排出。肌注每日或隔日1次10~20毫克,连用3~5次。

　　在应用解痉止痛药的同时用安定片、利眠宁片等镇静剂,既有镇静止痛的作用,也能降低人体对疼痛的敏感性,增加对疼痛的耐受程度。

输尿管结石通常有哪些临床表现

　　输尿管结石的主要症状是与活动有关的血尿和疼痛,其疼痛与结石部位、大小,活动与否,有无并发症及其程度等因素有关。肾盂内大结石及肾盏结石可无明显临床症状,仅表现为活动后镜下血尿。若结石引起肾盏颈部梗阻,或肾盏结石活动不大时,可引起上腹或腰部钝痛。结石引起肾盂输尿管连接处或输尿管完全性梗阻时,出现肾绞痛。

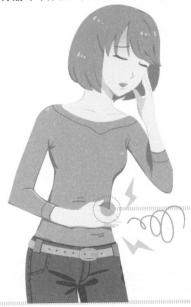

输尿管结石引发血尿和疼痛。

尿路结石的最好治疗方法是什么

尿路结石的治疗首先应该使症状缓解,而后再选择治疗方案。

(1)肾绞痛的处理。

①解痉止痛;②指压止痛;③皮肤过敏区局部封闭;④针刺疗法。

(2)非手术疗法。

排石治疗:对结石直径小于0.5厘米的患者,可试行排石治疗,即解痉剂+利尿剂+中草药+多饮水+适当运动的综合治疗。

溶石治疗:碱化尿液,可使尿酸的溶解度增加,当尿pH值达到7时,可使尿酸溶解度增加36倍,首选枸橼酸钾。

(3)体外冲击波碎石。

体外冲击波碎石适合于直径小于2厘米的肾结石、输尿管结石。

(4)手术疗法。

结石引起尿流梗阻已影响肾功能,或经非手术治疗无效,无体外冲击波碎石条件者,应考虑手术治疗。

输尿管镜术:对输尿管下段结石,或冲击波碎石失败的患者,可采用输尿管镜手术,就是将输尿管镜经尿道、膀胱插入输尿管,用激光或气压弹道、超声等将结石粉碎,排出体外。

经皮肾镜术:对于肾结石大于3厘米,冲击波碎石失败者,可用经皮肾镜治疗。将肾镜在导丝的引导下,经皮肤穿刺至肾脏,在直视下用激光或气压弹道、超声等将结石击碎后排出体外。

开放手术治疗:是传统手术治疗方法,目前已较少使用。术前准备:术前必须了解双侧肾功能情况,有感染者先用抗菌素控制感染。输尿管结石患者在进手术室前或在手术台上术前摄尿路平片作结石的最后定位。

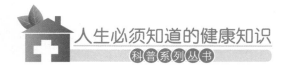

什么叫肾积水，有什么表现，如何治疗

概述

尿液从肾盂排出受阻，造成尿液潴留而引起肾内压力升高，以致肾盂、肾盏扩张，肾实质萎缩与破坏，称为肾积水。

临床表现

泌尿系统及其邻近器官的各种病变引起的尿流梗阻，最终都可能造成肾积水。由于梗阻原发病因、部位和程度的差异，在不同病人肾积水的临床表现和过程并不一致。先天性病变，如肾盂输尿管连接部的狭窄，肾下极异位血管或纤维束压迫输尿管等引起的肾积水，发展比较缓慢，可长期无明显症状，达到一定体积时才出现腹部肿块。泌尿系各部的结石、肿瘤、炎症和结核所引起的继发性肾积水、临床表现主要为原发性的症状和体征，很少显出肾积水的病象，往往在完全梗阻而发病急骤，例如肾和输尿管结石嵌顿时出现肾绞痛而始被发现。继发性肾积水合并感染时，常表现为原发病症状的加重。

肾积水有时呈间歇性的发作，称为间歇性肾积水。发作时患侧腹部有剧烈绞痛，恶心呕吐、尿量减少；经数小时或更长的时间后，疼痛消失，随后排出大量尿液。这种情况多见于输尿管梗阻。

长时间梗阻所引起的肾积水，终将导致肾功能逐渐减退。双侧肾或孤立肾完全梗阻时可发生无尿，导致肾功能衰竭。

需要提及的是，正常妊娠期间常有轻度肾、输尿管积水。除了妊娠子宫压迫输尿管外，还由于妊娠期黄体酮的分泌引起肾盂输尿管肌松弛所致。这种肾积水是一种生理状态，由于解剖关系几乎都发生在右侧。

诊断

首先应确定存在肾积水，而后查明肾积水的病因、病变部位、程度、有无感染以及肾功能损害的情况。腹部肿块的鉴别诊断中应注意有无肾积水的可能。肾积水肿

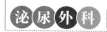
块的紧张度可不一致，如肿块的紧张度较低或时硬时软，有波动感者，则肾积水的可能性很大。有些继发性肾积水，其原发病的症状较显著，如结核、肿瘤等容易忽略肾积水的存在。泌尿系统邻近器官病变造成的泌尿系梗阻及肾积水，亦经常不能及时诊断，甚至到肾功能衰竭或无尿时始被发现。实验室检查应包括血液检查，了解有无氮质血症、酸中毒和电解质紊乱。尿液方面，除做常规检查和培养外，必要时需做结核杆菌和脱落细胞的检查。

尿路造影在诊断中有重要价值。排泄性尿路造影的典型表现之一是肾实质显影时间延长。由于肾小球滤过率降低，肾小管内尿液流出缓慢和水的重吸收增加，以致造影剂聚集在肾皮质，主要在近曲小管内，而使肾的造影较清晰。因此，出现浓的肾影是急性梗阻的特点。大剂量延缓的排泄性尿路造影，对诊断肾积水更有帮助，造影剂量可增加2~3倍，延缓时间可长达24~36小时。排泄性尿路造影不够清晰时，可经膀胱镜做输尿管插管，行逆行性肾盂造影。导管插入肾盂后，如有肾积水可抽出大量尿液，同时可测定对侧肾功能情况。如行逆行插管有困难，可改行肾穿刺造影术。在逆行造影和穿刺造影时，都应防止细菌带入积水的肾内。

超声波、CT、MRI检查可明确区分增大的肾是积水还是实性肿块，亦可发现压迫泌尿系统的病变，由于超声检查已经普及且为无创伤性，可以在尿路造影以前进行。放射性核素扫描和肾图亦可用于肾积水的诊断。对动力性梗阻病例，可在尿路造影时观察肾盂、输尿管蠕动及排空情况。神经源性膀胱可见膀胱造影形似"宝塔"，有成小梁和假性憩室。

治疗

（1）治疗目标：在针对病因的消除基础上解除梗阻，改善肾功能，缓解症状，消灭感染，尽可能修复其正常的解剖结构。

要根据其病因、发病急缓、有无感染以及肾功能损害程度，结合病人年龄和心肺功能等综合考虑。

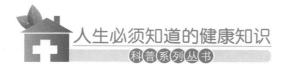
（2）治疗的估计。

年龄：婴幼儿应尽早处理，青壮年可适当观察，如有进展应及时手术，50~60岁以上宜早期考虑手术治疗，以保留健全的肾功能。

对肾功能与梗阻的估计：①至少保留1/5的正常肾组织才能维持生命的最低限度功能，如非必要，尽量不做肾脏引流，以防感染的产生；②对于无症状、无感染的肾积水患者，可每6~12个月做B超、CT及静脉肾盂造影复查，如无进展可暂不手术；③在对侧功能较好的肾脏有肾盂积水，但尚可以整形手术时，力争挽回肾功能，应首先考虑手术。若对侧肾已毁损而无功能，则必需待手术侧的肾脏功能恢复，病情稳定后方可决定是否即做摘除对侧无功能肾脏的手术。

（3）治疗方式。

病因治疗：最理想的治疗是去除肾积水病因，保留患肾。如梗阻尚未引起严重的不可恢复的病变，在去除病因后，可获得良好的效果。手术方法取决于病因的性质，例如先天性肾盂输尿管连接部狭窄可做肾盂成形术，肾、输尿管结石可行碎石或取石术，这些手术近年可用内腔镜进行。术后肾积水及肾功能会有所改善。

肾造瘘术（外引流）：若情况危急或肾积水病因不能去除时，应在梗阻以上先行引流，待感染控制后，再施行去除病因的手术。梗阻原因不能解除时，肾造瘘则作为永久性的治疗措施。

输尿管支架管（D-J管）植入术（内引流）：对某些情况危急或肾积水病因不能去除时，可在梗阻以上先行内引流，待感染控制后，再施行去除病因的手术。梗阻原因不能解除时，输尿管支架也可作为永久性的治疗措施。

整形手术：必须掌握整形手术的要点：①使肾盂输尿管吻合处在肾盂的最低点；②肾盂输尿管吻合口应构成漏斗状；③修复时应切除周围纤维、粘连、疤痕组织，但勿损伤血供；④切除多余的肾盂壁，保持一定的肾盂张力。如肾积水过大，则可将较薄的肾皮质处内翻折叠后固定，以缩小肾内容积；⑤为减少吻合口漏尿，可置双猪

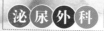

尾巴导管。为避免由于漏尿及溶血淤结而形成吻合口周围疤痕纤维化，可在吻合口外放置负压吸引管充分引流；⑥整形手术方式很多，但目前从病因病理学角度出发，认为以将病段切除再吻合为佳。

肾切除术：肾积水严重，剩余的肾实质过少，或伴有严重感染即肾积脓时，如对侧肾功能良好，可切除病肾。

尿路结石微创治疗方法有哪些

对尿路结石常见的微创治疗方法有：输尿管套石、经皮肾镜取石或碎石、经输尿管肾镜取石或碎石、体外震波碎石等。

肾结石有三种治疗方法，第一种纤维输尿管肾镜无创取石，第二种经皮肾镜微创取石，第三种体外冲击波碎石配合排石药物。具体要看患者适合那种治疗方法，对症治疗。

纤维输尿管肾镜取石术

是用纤维输尿管肾镜由尿道，经膀胱、输尿管，进入肾脏，找到结石，套石网篮取出结石，或用激光将结石击成碎末，使其自行排出体外。

纤维肾镜取石术的优点是：无创、身上无任何伤口，术后即可出院。

适应证：肾脏1.5厘米以下结石，尤适于肾下盏结石。

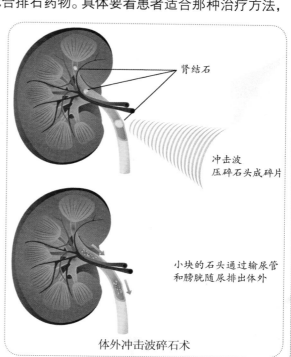

肾结石

冲击波
压碎石头成碎片

小块的石头通过输尿管
和膀胱随尿排出体外

体外冲击波碎石术

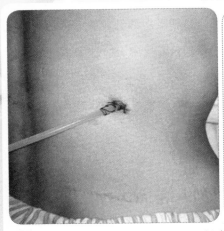 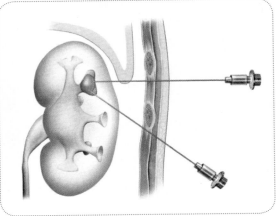

经皮肾镜微创取石

经皮肾镜取石

经皮肾镜取石又称为"打洞取石"，是指用不开刀的方法将肾内的结石（特别是肾鹿角型、铸型结石）取出。传统开刀，需在身体上切开约10~20厘米的切口，并剖开肾盂或肾实质取出结石，创伤较大；经皮肾镜取石，只需用一根纤细的穿刺针直接从背部进入肾脏，置入直径仅3毫米的经皮肾镜或输尿管镜，使用气压弹道、超声碎石机或激光碎石机击碎结石并取出，创伤极小，患者的痛苦少，取净率为99%，术后第2天病人即可下床活动，是治疗肾结石安全有效的方法。

经皮肾镜取石的优点是：微创手术切口，创伤小，能直视下发现结石并碎石取石；一次性将结石击碎，当时全部取出；操作可以随时停止，分期进行；疗效确切，术后恢复快。

适应证：肾结石、输尿管上段结石。

首选经皮肾镜的几种肾结石为：①大于2.5厘米肾结石，尤其是铸型结石；②复杂肾结石、有症状的肾盏憩室结石、肾内型肾盂合并连接部狭窄的结石等；③胱氨酸结石、体外碎石无效的水草酸钙结石。

体外冲击波碎石

在过去的2~5年，随着体外冲击波碎石（ESWL）、输尿管镜（URS）、经皮肾镜取石术（PCNL）及腹腔镜的发展和泌尿腔内碎石技术的不断成熟，接受开放性手术治疗的比例已经显著降低。有文献报道，目前只有大约1%到5.4%的结石病人需行开放手术治疗。2000年美国大约只有2%的结石患者需要通过开放性手术来治疗。微创手术以其创伤小、并发症少、术后康复快、住院时间短等优势已成为泌尿外科发展的主要方向，特别是近年来随着气压弹道、激光、超声等腔内碎石手段的出现和微创技术的不断进步，尤其是经皮肾镜取石技术（PCNL）的不断成熟，通过膀胱镜、输尿管镜、经皮肾镜等腔内技术，结合最新的气压弹道、激光、超声碎石手段进行尿结石的微创治疗得到了突破性的发展，几乎所有的泌尿系统结石都可以通过微创腔内的手段得到很好治疗，彻底改变了传统泌尿系统结石的治疗模式。

输尿管结石的治疗方式：ESWL还是输尿管镜

因为直径小于5毫米的输尿管结石有很高的自然排出率，对于较大输尿管结石的最适宜治疗主要集中在是选择体外冲击波碎石（ESWL），还是用输尿管镜结合腔内激光碎石处理。

输尿管结石的临床治疗指导方针是不管结石的大小、位置、成分等因素，都不推荐开放性手术。同样在美国泌尿学会（AUA）的尿结石治疗指导方针中，对于大部分输尿管结石患者来说，输尿管开放性手术也不作为一线的治疗方法，只在那些存在输尿管解剖异常和结石体积很大的患者才考虑输尿管切开取石术。输尿管镜技术的发展显著地改变了输尿管结石的处理模式，硬性输尿管镜结合腔内碎石技术可以成功地治疗大部分泌尿系统结石。随着光纤技术和腔内冲洗系统的发展，半硬式输尿管镜（6.9~8.5F）的运用，软输尿管镜、软肾镜的不断更新，通过软镜能够更安全、更轻松地进入以往硬性窥镜难以到达的上段输尿管和肾内各肾盏，并进行各种腔内检查和治疗。

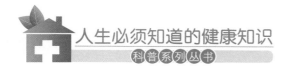
体外冲击波碎石（ESWL）的有效性及成功率不及输尿管镜，术前的定位较困难，但它对大部分病人来说是相对无创的。对于输尿管结石大小不到10毫米的病人来说ESWL作为首选方法，对于较大输尿管近端和远端的结石，使用输尿管镜下碎石能得到很好的治疗。输尿管镜下碎石可以成为治疗较大输尿管结石的一线治疗。

当输尿管结石>1厘米时，梗阻多较严重，常伴有明显肾积水，治疗选择上也有争议。大多数临床医生认为对于停留时间较长，局部有肉芽组织包裹的结石患者，应该首选输尿管镜腔内碎石。

肾积水术后会恢复吗

科学家分析发现，通过术前超声测定肾积水量、肾实质平均厚度、肾动脉血流阻力指数、静脉肾盂造影（IVP）等因素与术前肾功能、术后肾功能恢复程度的关系，以及其在预测积水肾潜在肾功能中的作用，首次证实：积水肾脏实质厚度即使小于0.3厘米，也可能还有保留价值；肾积水量>1500毫升时，行保留肾脏手术治疗后，肾功能仍可以有明显改善；肾小叶间动脉RI是判断积水肾实质损害程度的可靠指标，RI>0.75可以作为积水肾切除的一项参考指标；IVP不显影的肾脏，解除梗阻后肾功能仍然可以有较明显的改善。将该研究结果应用于临床，术前综合考虑这几项指标，可以正确判断结石所导致积水肾脏的潜在功能，尽最大可能保留有功能的肾脏。

肾结石的预防

对于患尿路结石的患者，医生不只注重其病况，甚至连饮食、生活习惯也要做一番详查，可见饮食与生活习惯对防治尿路结石的重要性。特别是尿路结石的复发率极高，预防工作是刻不容缓的。建议您在生活中注意以下的事项：

（1）平时不可以养成憋尿的习惯，且每天最好于睡前排尿一次。

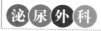
（2）保持适度的运动，有利于尿路通畅。

（3）保持精神愉悦，避免抑郁，因长期精神抑郁会分泌过多甲状腺素，致使血中钙、磷含量升高，增加结石发生概率。

（4）体内结石较小的，可经常做直立向上跳跃，下来时用脚跟着地，这个动作具有震动和重力作用，可帮助结石排出。但若结石过大，不可用此法，以免结石卡在狭窄处，加剧疼痛，甚而引发休克。

（5）对患泌尿系统疾病或容易引起结石的原发病者，应特别留意。

（6）长期卧床病人，应多饮水，经常翻身，活动肢体，并采用低钙、低磷饮食。

（7）曾患尿路结石者，复发率高，应定期做追踪检查。

尿路结石如何自我早期发现

温馨提示：若您发现排尿时，有下列的症状，应提高警觉，早做检查。

（1）尿液经常呈浑浊现象。

（2）小便频繁。

（3）想尿却尿不出来。

（4）排尿轻微疼痛、刺痛。

（5）排尿不顺。

（6）尿线变细或呈点滴状。

（7）排尿时间增长。

（8）常有腹部闷痛或阵痛感。

（9）背酸痛。

（10）有血尿的情况。

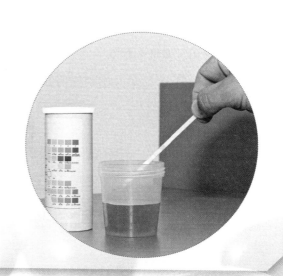

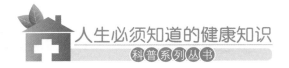
肾结石患者的饮食习惯需注意什么

（1）摄取大量液体，一天最好能排出约1.2升的尿液。

（2）控制钙的摄取量，避免摄入过多的钙质，但并非禁止。

（3）胃药常含有高含量的钙，若已患钙结石，则服用胃药时应选择含钙量较少的品牌。

（4）勿吃过多富含草酸盐的食物，包括豆类、甜菜、芹菜、巧克力、葡萄、青椒、香菜、菠菜、草莓及茶。

（5）服用镁及维生素B_6，可减少90%的复发率。

（6）吃富含维生素A的食物，可维持尿道内膜健康，也有助于避免结石复发，这类食物包括：胡萝卜、绿花椰菜、洋香瓜、番瓜、牛肝，但高剂量的维生素A有毒，服用前最好请教医生。

（7）保持活力，以免钙质沉积在血液中。

（8）减少蛋白质的摄取量，包括肉类、干酪、鱼和鸡。

（9）减少盐分的摄取，少吃各种高盐分的食物。

（10）限制维生素C的用量，特别是草酸钙的结石患者。

（11）勿服用过多维生素D。

（12）若曾为患者，之后又感到任何强烈疼痛或尿液带血，请尽快就医。

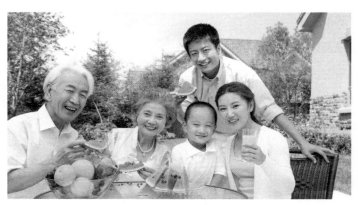

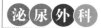

常用排石偏方有哪些

草药茶

(1) 石苇冬葵茶：石苇30克、冬葵子30克、金钱草30克，水煎服，可排石。

(2) 玉米须茶：玉米须50克、车前子20克、生甘草10克，加水500毫升煎至400毫升，去渣，每日分3次温服。

(3) 葵心茶：向日葵梗心100厘米，剪成3厘米长的小段，水煎服，每天1剂，连服1个月，治结石伴血淋。

保健药膳

(1) 藕节冬瓜汤：生藕节500克、冬瓜1000克，洗净切片，加水适量煮汤服，一天服完。

(2) 冰糖核桃仁：冰糖120克，香油炸核桃仁120克，共研细末，每次服60克，每日服4次，开水送下，可软化结石。

(3) 赤豆粥：粳米、赤豆各50克，鸡内金20克，研粉。粳米、赤豆加水煮粥，熟时拌入鸡内金粉，加适量白糖，每日2次食用。

(4) 鱼脑石粉：黄花鱼头中的鱼脑石30粒，研成细末，分10等份，开水送服，每次1份，日服3次。

(5) 乌梅桃仁：乌梅每天5枚，或生核桃仁每日100克，多饮水服用，对磷酸盐结石有防治作用。

补钙过多会得肾结石吗

人们每天都从饮食中摄入一定量的钙，又从尿和粪便中排出一定量的钙。人体内血钙总是维持在一定的范围内，它主要与胃肠道的吸收和排泄，肾脏的重吸收和排泄，骨的再吸收和矿化这三方面有关。

血钙之所以能维持在一定水平内，主要是其摄入量和排出量基本相等。摄入量

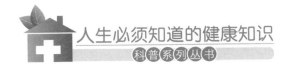
有胃肠道吸收、肾的重吸收、骨的再吸收;排出量有大小便中的钙、骨矿化所需的钙等。其中肠道、骨、肾三者的调节是最主要的,也是相对较敏感的。

人体在过多补钙时,通过肾脏滤过排出的钙就会增多,在尿液中,尿钙含量增高,增加了泌尿系统形成结石的机会。

补钙是防治骨质疏松症的必要途径。那么怎样才能更合理地补钙呢?

通常人体补钙的方式

(1)食用含钙量较高的食物,如牛奶、豆类制品、新鲜蔬菜等。

(2)对食物注意合理搭配,不仅摄入钙成分,还要摄入磷、蛋白质、维生素、微量元素等成分。

(3)吃钙强化食品。钙强化食品是人工将某些食品中加入大量钙成分,使这种食品成为高钙食品,成为治疗骨质疏松症的补钙食品。

(4)服用补钙药物。这是治疗骨质疏松症常用的方法,根据骨质疏松症的病因、病情,选择不同类型的补钙药物。

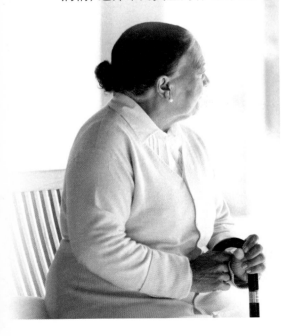

补钙要注意的问题

(1)补钙的同时要注意补充磷、维生素D,这样会促进钙的吸收。

(2)补钙的同时要加强身体运动锻炼,因为运动能促进骨骼的代谢、骨量的沉积。

(3)注意多进行户外活动,"晒太阳",因为"晒太阳"能使维生素D_3增多,能更有效地促进钙成分的吸收。

钙片能够帮助人体补充钙质,无论是男是女,是老是幼均能服用。有专家研究表明:补钙要尽可能地从天然的食物中多摄取

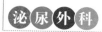

富含钙质的食物，食物是最好的药物，而且没有副作用，比较安全。如果摄取的食物不能够满足身体需要，可以采用营养补充剂，尽可能用天然食物做成的营养补充剂，一般在饭后30分钟至1小时服用最佳。

预防肾结石，钙片不宜睡前吃

首先我们得知道，所谓的"晚上补钙效果好"，是因为人体在不断地排除旧的骨骼组织，这个过程大约在凌晨3时、人睡觉的时候速度为最快。所以，为了确保体内的钙指数更加稳定，适合晚上补充钙源。但并不意味着是睡前补钙，而是要距离睡觉有一段的时间，最好是睡前4~5个小时为佳。所以，钙片不宜吃得过晚。钙片适宜在餐后30分钟至1小时服用，但要注意晚餐不要吃得太晚，如果您总是晚上9点或10点才吃晚餐，或者进餐后再补充钙剂，而且很快就睡觉了，长期这样不但会诱发胃肠疾病，而且很容易患尿路结石。这是因为晚餐食物中的钙质，除了一部分钙被小肠吸收利用之外，另一部分就要进入泌尿道排出体外，人的排钙高峰常常是在餐后的4~5小时，如果你晚餐吃得过晚，当排钙高峰到来时人已熟睡，这样，尿液便会滞留在尿路中，沉积下来形成小晶体，久而久之，逐渐就会扩大形成尿路结石。

肾结石患者似乎要小心高钙，可是要是缺钙也必须补钙，那么究竟该如何补钙呢

肾结石患者可不可以补充钙质，是不是应该避免高钙饮食？肾结石患者如何预防骨质疏松症？这是一个看来矛盾又有趣的问题。

这个问题曾经在医学界中引起争论。早期的看法比较倾向于钙质摄取过多会造成结石症，因为大部分的结石是草酸钙，而现在比较新的看法则不是钙质摄取多少，主要还是在于草酸存在多少。

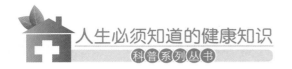
草酸的浓度高和生活习惯与饮食等流行病学方面的因素有关。过去以为饮水"硬度"(较多的碳酸钙或碳酸镁)较高地区的人比较容易结石,后来发现反而是草酸饮食高(爱吃菠菜或浸泡过久的茶叶)的人比较容易结石。

所以,预防结石的方法,应该是减少草酸食物的摄取,如果不补充钙,不但会影响正常生理机能,长久下来还会得骨质疏松症,这是应该特别注意的。

补充钙能与胃肠道中蔬菜含有的草酸结合成不溶性的草酸钙,随粪便排出体外,减少了部分被肠胃吸收和经肾脏排出体外的草酸,从而减少了形成肾结石的概率。

日本学者对结石患者研究后提出"酸碱平衡学说",即血液呈酸性时,结石容易形成;呈碱性时,抑制结石形成。缺钙时血液偏酸性,合理补钙,血液偏碱,这样反而有利于抑制结石形成。同时为了排解掉我们体内可能存在的结石,应该利用不同盐类中的阴离子竞争的原理,多喝含有柠檬酸的饮料,或多吃水果摄取果中的柠檬酸,让柠檬酸根来竞争草酸盐中的钙离子,以产生游离性的草酸根,减少不溶性的草酸钙的囤积,也可以减少结石的发生。另外,若补充钙片,尽量选购含有柠檬酸根的柠檬酸钙也有相同的效果。

患有肾结石,平时没症状需治疗吗

结石病作为一种常见病,主要包括泌尿系统结石和肝胆结石两大类,古已有之。外国科学家曾在解剖埃及木乃伊时,发现了它;而我国科学家则在解剖马王堆西汉女尸时,发现了它,并推测墓主人是由胆囊结石发作,引发冠心病猝死的。数千年以来,人类为了战胜结石病,做了各种各样的尝试,包括配制药方和手术取石等,最终依靠现代医学高科技,实现了这一愿望。但在现实生活中,人们对这一疾病的重视显然不够,往往是"小病拖,大病扛",甚至于讳疾忌医。如此一来,不仅耽误了病情,结石越长越大,还错过了最佳的治疗时机。另一方面,冷处理或是治疗方法不当的患者,不但要承受更多的病痛,而且还会丧失治疗的信心,根本就谈不上拥有好的生活质量。此外,病情的加重和治疗周期的延长,也都会增加额外的治疗费用。

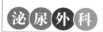

从临床经验来看，肾结石的确是结石疾病当中的最多发的一种。肾脏可以说是泌尿系统结石的发源地，小的结石在这里形成，然后经尿液冲刷，就有可能移动掉落到输尿管，从而形成输尿管结石；输尿管里的结石，一旦掉到膀胱里，便形成了膀胱结石；膀胱里的结石，再移动到尿道里，便形成了尿道结石。

至于肾结石的症状，患者在结石发作时，会出现肾绞痛、血尿、脓尿和排尿困难等症状，需要马上接受治疗。当然也有一部分患者，结石发作比较缓慢，只是出现腰酸背痛的症状。因此，一旦出现莫名的腰酸背疼，就需要到医院检查，看是不是患了肾结石。

肾结石之所以痛，多数是因为结石在泌尿系统内移动造成的，当结石逐渐增大后，就基本上不再移动，人也不会觉得痛了。此外，当大的结石长期存在于肾内，产生的积水越来越多，肾内压力增加会导致内部感觉神经破坏，也不会觉得疼痛。因此，当结石不再疼痛，反而不是好事。

经常有患者是在前几年做的检查，那个时候结石还不大，就一直在吃药，但就是没把石头打下来，没想到病情恶化了。这是在治疗结石病方面存在的一个误区：一次检查，长期服药。事实上，结石病需要定期检查，了解病情变化，查看治疗效果。

肾结石位于肾下盏，碎石后不能排出怎么办

对位于肾下盏的中小结石，医生建议：首先进行体外碎石的治疗，只有把结石打碎变小，才可以排出，但是碎石并非手术，是不需要住院的。由于结石在下盏位置，因为重力作用，碎石不能自己排出，碎石后需再进行排石治疗，需要多喝水、多运动，运动上要考虑做倒立，或取头低臀高体位，只有把结石移动到中上盏位置才可以比较顺利地排出。

还有一种治疗方法就是对于大于2.5厘米的肾结石，尤其是铸型结石，采取经皮肾镜微创取石手术，手术无需开刀，只需通过一个1厘米的皮肤切口即可取出肾结石，术后3~5天出院，治疗彻底。

睡前喝牛奶会得肾结石吗

睡前喝热牛奶虽然可以帮助睡眠，但是这种方法也存在一定的问题。

因牛奶中含丰富的蛋白质和钙，喝后4至5小时正是肾脏排钙的高峰期，此时，尿中钙浓度比较高，也就容易造成其与尿中的草酸等物质相结合，而形成尿路结石。

因此，在睡前不要喝过多的牛奶。若已养成用牛奶催眠习惯的，一定要配合适当多饮一些水。

经常吃豆腐会得肾结石吗

豆腐吃起来软软的，做出的菜很美味，不过不要太贪吃，豆腐虽好，过量食用也会危害健康。但也不能绝对地说吃豆腐会得结石。中医认为，豆腐味甘性凉，可以益气和中、生津润燥，具有解硫黄、烧酒之毒等作用。现代医学研究证实，豆腐中不但含有丰富的蛋白质和多种人体所必需的氨基酸，还含有大量的脂肪、碳水化合物、维生素和矿物质。由此可见，豆腐是一种好吃又有营养的食品。豆腐不能与菠菜同吃，这极容易引起结石，而且对于结石患者，最好不宜混合食用。

豆腐中含有较多的嘌呤类物质。而嘌呤代谢失常是引发痛风的关键原因。因此，痛风患者食用豆腐过量，很容易引起其痛风发作。痛风也常引起尿酸结石的并发，这是由于嘌呤在体内代谢为尿酸经肾脏随尿液排出体外，故高嘌呤的堆积是致尿酸结石的主要原因。

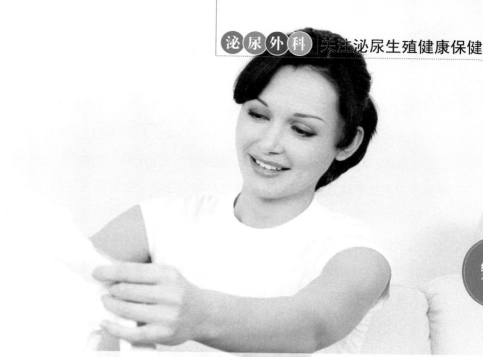

泌尿系统结石

肾结石患者可以怀孕吗，对母婴会有影响吗

拥有一个聪明、健康的宝宝是每个母亲的愿望。肾结石患者也是如此。但是肾结石患者能不能怀孕还是一个问题。

首先，从结石形成的本质来说，肾结石对怀孕并不会有影响。肾结石本身对胎儿的影响不是很大，从这一方面来讲肾结石患者是可以怀孕的。我们再从肾结石的影响上来看，不管肾结石是何种程度的都会对身体产生一定的影响，对胎儿也有一定的影响；怀孕以后血循环中的血容量会逐渐增加，这就导致了流经肾脏的血液量和肾小球的滤过率也增加了，而且，血清尿素氮和肌酐水平也有所降低，这就使得肾脏的体积比怀孕前要增大，长度也加长。此时孕妇排尿次数、尿量也会增加。怀孕以后子宫膨大，压迫了输尿管，加上孕激素水平的增高，使平滑肌松弛，肾盂、肾盏和输尿管扩张，从而容纳大量的尿液而积水。所以，怀孕妇女很容易得尿路感染，此时原有肾结石既有可能进行性加速生长，如果发生疼痛的话不仅影响自己，也影响胎儿，还有可能并发别的疾病；另一方面小结石容易移动，一旦落入输尿管，产生绞痛，肾盂积水、急腹症等需要手术，对胎儿和孕妇均不利。因此，按理来说不管怎

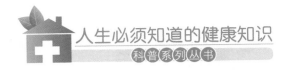
样，建议把结石治好后再怀孕。

如果实在想要怀孕可以参考以下几点：如果一直都没有什么疼痛，或是疼痛自己能够忍耐，就可以怀孕，对胎儿和孕妇都没有多大影响。要是经常发生疼痛、血尿等症状或尿液中能见到砂石，那就最好是把肾结石治愈后再怀孕，避免不乐观的情况出现。

虽然肾结石与怀孕没有太大的必然联系，但总归结石对患者的身体还是有一定影响的，从而会影响胎儿。因此，为了能够生出一个健康聪明的宝宝，建议女性肾结石患者最好在肾结石治愈后再怀孕。

肾结石（肾绞痛）常见发病季节

肾结石是尿石症的一种，多在炎热的夏天形成，因为夏天大量出汗，甚至体内脱水，使排尿减少，再加之夏季暴露于阳光下时间长，紫外线照射皮肤有助于体内维生素D和维生素A合成增多，维生素D和维生素A可促进小肠吸收钙离子，尿液中排泄钙增多，尿内结石物质易产生结晶核，从而形成结石。冬季天气寒冷，人的尿量增多，已形成的小结石被尿液冲刷，向下移动，此时引起肾绞痛症状。所以，肾结石常为"夏季形成冬季发病"。

输尿管结石患者怀孕了怎么办

怀孕准妈妈，患输尿管结石的概率并不比常人高，因为结石不是一天两天形成的，常需数年的"培育"，但若怀孕时才发现有输尿管结石，则诊断和治疗上就有许多的难处。首先，结石的诊断主要靠X光，超声波只是辅助。体外电震波治疗时也要用X光来寻找和锁定结石，难就难在孕妇不能照X光，尤其是怀孕前三个月。其次，怀孕时因卵巢静脉较肿胀（怀孕时卵巢供血增加，静脉回血也增加），会压迫输尿管，所以，孕妇的肾脏超声波扫描常发现有轻度肾水肿，这种情形很难与输尿管结石阻塞的肾积水区别，造成诊断上的困扰。再其次，孕妇若有结石绞痛或感染，止痛药或抗生素的使用也多有顾忌，怕影响胎儿，所以遇上这类患者，医生通常只能干瞪眼空着急。

怀孕时若发现有肾结石（多是超声波产检时意外发现），可等生产后再治疗，因为肾结石大多不痛，顶多只是尿路感染或轻度血尿。输尿管结石就比较麻烦，多是结石阻塞造成水肾和绞痛来求诊，当然也会伴随感染和血尿。由于不能照X光，超声波仅能提供臆断，而难有确定诊断，此时只能止痛和控制感染。若仍持续疼痛，则可考虑做膀胱镜，在输尿管内放一条双J型导管，引流阻塞的尿液多能解除绞痛。若导管放不上去，就要考虑做输尿管内直视下碎石，再不然就要从腰部刺一条导管到肾内引流尿液了，术后腰部要接一条管子外接一个尿袋。

此外，孕妇的尿路感染较易漫延肾脏，一旦肾脏感染，除了会发冷发热和腰痛，还有菌血症和胎儿感染的危险。

由于孕妇体内有结石会让泌尿医师绑手绑脚，建议最好在怀孕前做个尿液常规检查，照一张腹部X光片，即能筛选出九成以上的尿路结石，这样便能平安当好准妈妈，快快乐乐做妈妈。

肾结石不治疗会转变为癌症吗

理论上因为结石的长期刺激（摩擦等）是可能发生肾肿瘤的，但概率非常小，若结石落入膀胱则发生膀胱癌的可能大增。癌变大多是十分漫长的过程（十几二十年的事）。要对肾结石进行治疗不能看是早期还是晚期，因为肾结石和其他疾病不一样，很可能一发现有肾结石，结石就已经很大了。所以，只能根据您的具体情况来考虑治疗方法，只要及时治疗，肾结石是不会导致癌变的。一般直径超过0.6厘米的结石就很不容易排出，只能考虑体外碎石或者手术取石。

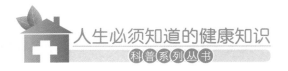
长期卧床患者为什么会得肾结石呢

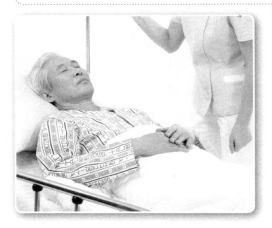

长期卧床，活动减少，容易导致骨骼中的钙脱落，脱落的钙类物质经血液吸收就会引起血中钙的含量增高，而血钙增高又势必造成尿中钙的增多，尿钙增多则容易发生结晶而形成肾结石。同时，长期卧床体位固定不变动，不利于尿在尿路中自上而下流动，易患尿路感染；感染性尿液对尿路结石的形成有一定促进作用。除发生骨折外，老年人患脑栓塞等肢体瘫痪疾病，活动减少都可引起肾结石。

因此，在家中有老年人因病需要长期卧床休息时，以及有骨折患者需长期卧床恢复时，务必在床上定时做坐立、翻身等活动，并应注意饮食的调整，避免吃含草酸高的西红柿、芹菜等食物，同时要多饮水，以预防肾结石的形成。

睡眠姿势不正确会导致肾结石吗

研究人员指出，尿路感染、某些肾脏和代谢性异常以及过多的维生素D摄入是结石形成的诱发因素，然而肾结石的具体形成原因尚未阐明。

加州大学旧金山分校的Marshall L. Stoller博士及其同事选择110例单侧肾结石患者进行了一项为期2年的研究。结果发现，在93例一贯侧身睡眠的患者中，3/4的肾结石出现在负重一侧。

研究人员同时指出，如果尿液成分是结石形成的主要因素，那么结石理应在两侧肾脏内形成。但结果并非如此，这表明睡眠姿势可能通过影响肾血流而起作用，因为暂时的肾脏循环血流缓慢可影响其清除自身多种物质的能力。

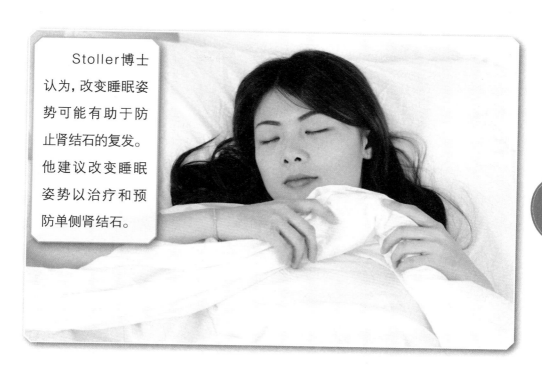

Stoller博士认为，改变睡眠姿势可能有助于防止肾结石的复发。他建议改变睡眠姿势以治疗和预防单侧肾结石。

泌尿系统结石

家长如何早期发现小儿肾结石

　　当孩子出现"肚子痛"时，大多数父母都会以为是饮食不当而造成的胃肠道疾病。殊不知许多小儿肾病都是从最初的"肚子疼"开始的，如小儿肾结石、急性肾炎、肾病综合征等。小儿对腹痛、腰痛部位多表述不清，父母如果也不太注意的话，就很容易造成病情延误。

　　儿童肾结石临床表现不典型，主要表现为疼痛、血尿、恶心、呕吐，可出现发热、畏寒、寒战等全身症状。不会说话的幼儿，常表现为不时地哭闹，小便时哭闹得更加厉害，或者出现血尿、发烧、寒战、食欲缺乏等症状；较大一点的孩子可能会诉说"肚子痛"，因为肾结石引起的肾区疼痛常从腰部或侧腹部向下放射至膀胱区、外阴部及大腿内侧，常常是剧烈疼痛，孩子哭闹，大汗淋漓，恶心呕吐，也有发生疼痛性休克需要急救的。父母把小孩送入医院后，对于大一点的小孩，医生会问小孩哪

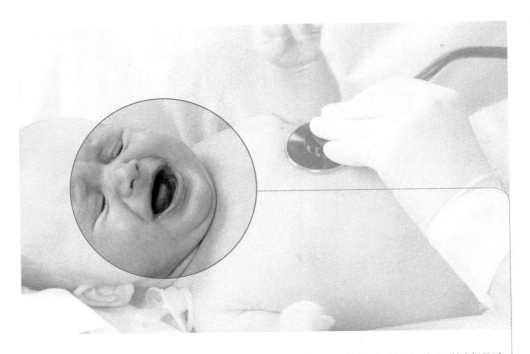

里不舒服,有许多小孩都会指着腹部,假如医生体检不够细心的话,有可能被误诊为"阑尾炎""肠痉挛"等。所以,小孩对疼痛部位表述不清楚,就有可能造成医生误诊,进一步造成延误治疗,使得原有的病情严重或恶化。

那么,家长怎样才能在早期发现小儿肾结石这一疾病呢?以下便是肾病专家给予的科学解答:

(1)很多的小儿会出现尿液浑浊,甚至有白色沉淀。

(2)小儿尿盆有尿碱出现。

(3)小儿尿尿的时候会哭闹。

(4)B超是简单易行的检查方式,且能早期发现肾结石。

总而言之,当孩子患了肾结石时,家长也不要太过着急,如果没有发生肾积水、急性肾功能衰竭,控制饮食,多喝水,绝大部分的孩子都是能恢复的。但总的来说,小儿肾结石还是在早期发现为好,故希望上述四点对家长朋友们有所帮助。

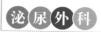
"结石宝宝"怎么治，有后遗症吗

随着三聚氰胺事件的曝光，"结石宝宝"的发现越来越多，家长也越来越着急。其实，这次孩子的结石和过去是不太一样的，是属于尿酸铵结石，这种结石比较疏松，而且都是几毫米的小结晶，应该说是比较好排出的。小于4个毫米的小结石家长完全没必要担心，孩子只要多喝水，多运动，绝大多数都能排出来。没有出现血尿，没有泌尿道感染都是不需要住院的，半个月后再复查一下就可以了。如果有条件的话，喝的水中再放点苏打片，可以使尿液成碱性，会更有利于溶石与排石。

喝了问题奶粉一定会得结石吗

三聚氰胺导致婴幼儿大批尿路结石发病，主要是因为奶粉中添加的"三聚氰胺"和血液里的尿酸结合，在肾脏上形成结石，而奶粉是很多婴幼儿的主食。目前筛查中结石的检出率大约在20%，这证明了结石的发生可能还跟其他生活习惯和本身体质有关。另外，三聚氰胺摄入量越多，形成结石的可能性越大。因此，对饮用了问题奶粉的婴儿，家长不要着急，只要及时到医院检查，即使发现有肾结石，只要及时得到治疗，均不会有严重并发症。

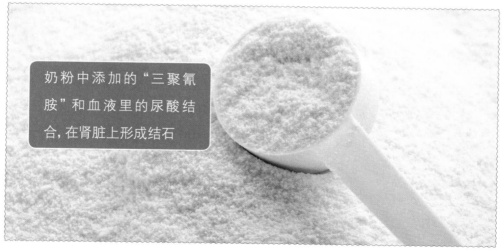

奶粉中添加的"三聚氰胺"和血液里的尿酸结合，在肾脏上形成结石

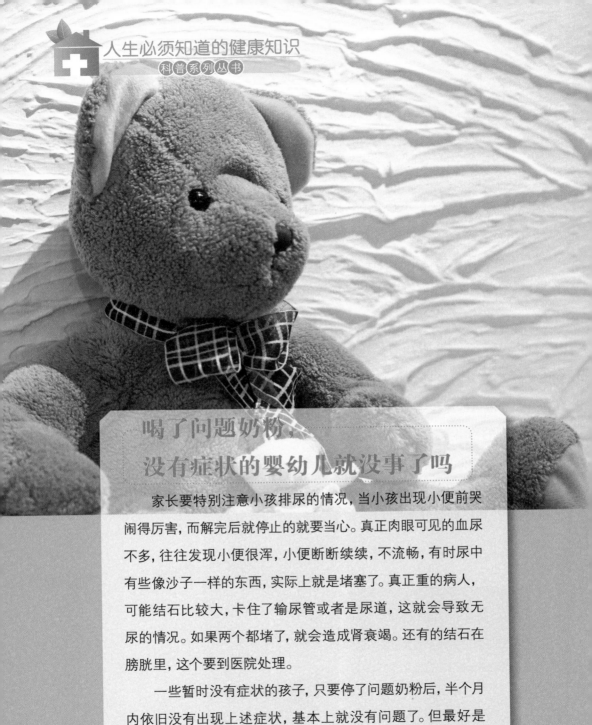

喝了问题奶粉，没有症状的婴幼儿就没事了吗

　　家长要特别注意小孩排尿的情况，当小孩出现小便前哭闹得厉害，而解完后就停止的就要当心。真正肉眼可见的血尿不多，往往发现小便很浑，小便断断续续，不流畅，有时尿中有些像沙子一样的东西，实际上就是堵塞了。真正重的病人，可能结石比较大，卡住了输尿管或者是尿道，这就会导致无尿的情况。如果两个都堵了，就会造成肾衰竭。还有的结石在膀胱里，这个要到医院处理。

　　一些暂时没有症状的孩子，只要停了问题奶粉后，半个月内依旧没有出现上述症状，基本上就没有问题了。但最好是带孩子到医院就诊，以排除结石。

哺乳期的宝宝停掉问题奶粉后，该怎样补充营养

　　当时被检出的只是22种69个批次的奶粉有问题，很多奶粉还是安全的，特别是政府下大力整顿后，问题奶粉已从市场上消失，所以，家长换安全的奶粉就可以了。对哺乳期的孩子来说，最好是尽可能地喝母乳，没有母乳，牛奶是必选的，因为小孩子的蛋白质需求量很大，最主要还是从优质蛋白中摄取，豆浆、米浆的营养价值都比不上牛奶。

泌尿
结石系统

对结石宝宝，苏打片具体应该怎么用呢

　　苏打片一般都是50毫克一片，500毫升水加一两片就可以了，家长也可以试着喝一喝，看看是不是很涩嘴。苏打片并不是加得越多越好，太碱性了，反而会变成其他的结石。我们平时所喝的白开水也是偏碱性的，所以一般的孩子并不需要加苏打片，结石大一些的可以用一用。

（本章编者：陈湘龙）

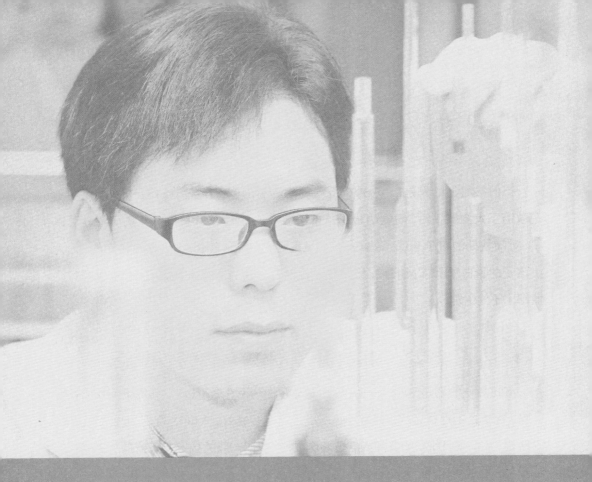

SHEN YIZHI

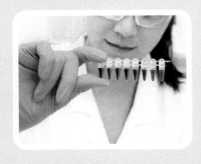
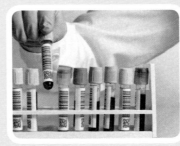
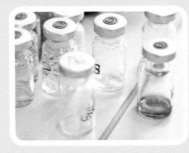

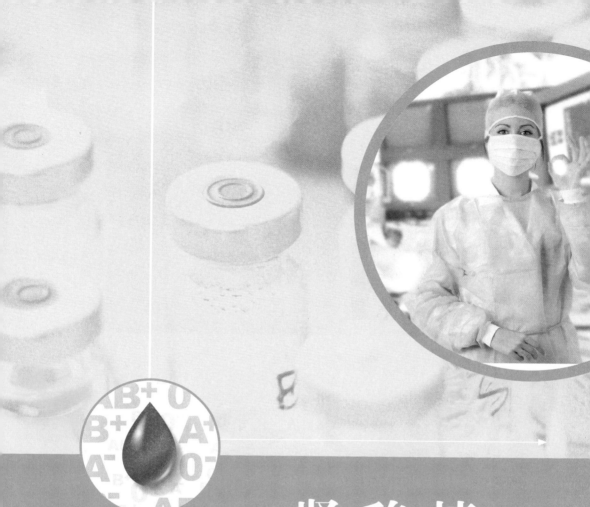

肾移植

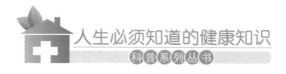
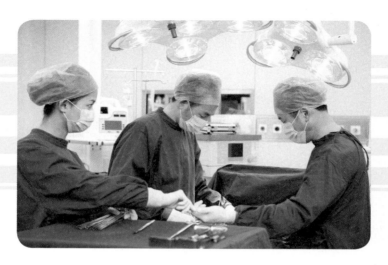

什么是肾移植

　　肾移植就是俗称的"换肾"，但这并不是用新肾去置换原来的肾脏，而是将新肾植入患者的体内，来代替原来肾脏的工作。肾移植已被公认为是治疗慢性肾衰竭尿毒症的最佳治疗方法。成功的肾移植术后患者能过着完全正常的生活，对慢性肾衰竭尿毒症患者来说就像给他们提供了第二次生命。肾移植应用于临床已经有40余年，在所有的器官移植中，肾移植的效果及安全性为最佳。

　　因各种不可逆的肾脏疾病而导致慢性肾功能衰竭者，都可考虑做肾移植手术。

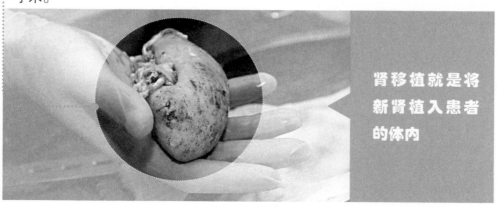

肾移植就是将新肾植入患者的体内

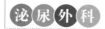

为什么要做肾移植

近20多年来，随着科学技术的发展，"肾脏替代疗法"广泛应用于临床，使尿毒症患者延续生命的愿望得以实现。"替代"顾名思义即代替失去功能的肾脏，其中最为有效的是透析治疗和肾脏移植。

肾移植属于器官移植的范畴，慢性肾衰患者通常采用的是同种异体肾移植。自1954年世界首例同卵双胞胎兄弟间肾移植成功至今，经过移植医生近50年的努力，全球已有近50万例尿毒症患者接受了肾移植的治疗，最长存活已达41年。目前，肾移植已成为各种器官移植中开展最多、成功率最高的大器官移植，已成为临床中的常规手术。国内肾移植无论数量还是质量均居世界前列，在国际上仅次于美国占第二位。

肾移植是晚期肾衰竭患者较为理想的治疗方法，因为长期血液透析患者常难免出现贫血、心血管疾患，且不能离开人工肾机器生活；腹膜透析的长期效果有待更多临床病例证实。而成功的肾移植术后患者能过着完全正常的生活。据报道，肾移植1年存活率已达91%~97.9%，2年存活率达40%~81%，5年存活率在60%以上。

什么是活体肾移植

要做肾移植，就得有供肾者，俗称"肾源"。一般供肾有活体肾和尸体肾两种。活体供肾为近亲自愿供肾者，通常选择年龄以18~55岁最佳，身体健康、乙型肝炎表面抗原测定阴性等健康人体。

人体一个肾有100万个肾单位，平时两个肾只有25%在工作，75%在休息，它们轮流工作。切掉1个，对身体无碍。临床研究还发现，亲属肾移植以同卵双胞胎效果为最好，其次是夫妻之间（原因待查清），而后为父母捐肾给子女。此外，日本已打破血型不合不能捐赠的传统界限，并取得良好效果。

我国约有100万~150万人需要进行器官移植，但每年仅能实施1.3万例手术。

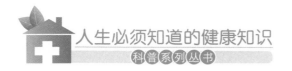

2013年我国肾移植5500多例，远不能满足需求，仅每年新增尿毒症患者便达12万人。由于缺乏肾源，患者一般要等半年至一年。亲属肾移植已成为目前器官移植的热点。发达国家30%~40%的供肾来自亲属，而我国还不到1%。

活体肾移植的优势

（1）组织配型适合程度高：人类组织相容性抗原的不同是导致排斥反应的免疫学基础，组织配型的适合程度明显影响移植肾的长期存活。由于遗传学的规律，人群中无血缘关系的HLA相同者极少，而亲属中就多得多。如父母与子女之间必有一个单倍体相同；同胞之间，一个单倍相同的概率为50%，两个单倍体完全相同或完全不同的各占25%。选择组织配型好的亲属供肾，能降低术后排斥反应发生率。

（2）供肾质量好：供肾质量直接影响移植效果，其取决于供肾切取前有无休克，热缺血及总缺血时间的长短，供肾的完整性及灌洗情况等。活体亲属供肾术前对患者进行全面体检，了解供肾动脉、静脉、肾盂及输尿管有无解剖变异，从而保证所取供肾的完整性。供受体同时手术可缩短总缺血时间，热缺血时间控制在1分钟之内。灌洗时间和灌洗容量可准确控制。供肾切取前无休克状况，血供良好。而且可以按受者的需要及身体情况合理安排手术时间，不必因长期等待供体而丧失移植时机。这些因素都有助于术后移植肾功能早期得到良好恢复。

（3）免疫抑制剂用量减少：由于术前能充分了解供、受体的免疫状况，选择合适的组织配型，适时地对供、受体术前进行免疫学处理，术后排斥反应发生率明显下降，免疫抑制剂用量减少，从而降低药物对机体产生的副作用。

（4）手术时间可控：活体亲属供肾可按接受者的身体情况安排手术时间，不需长期等待而丧失移植的最佳时机，术前有充足的时间完成血型检测、PRA、HLA、CDC等免疫学检查，可防止超急性排斥反应发生。有时术前还可做特异性供体输血或特异性的骨髓输注等供体免疫学处理，试图诱导免疫耐受，从而减少术后排斥反应发生率和降低排斥反应程度。

什么是尸体肾移植

尸体供肾通常要求临床死亡时间最多不能超过60分钟；年龄以18~55岁为宜；死亡原因以颅脑外伤或意外所致的"神经死亡"为宜，内科慢性疾病致死的病例很难保证肾脏的质量，故不能用。

目前，尸体肾移植仍为我国移植手术的主要来源，但仍不能满足要求。随着《脑死亡法》《器官移植法》等各种法律、法规的健全以及人们对器官捐献的认识水平普遍提高，我国肾移植数量会有大幅度提高。

肾移植

肾移植与血液透析
哪种治疗方法好

透析疗法无法完全替代真正的肾脏，它不具备天然肾脏的各种复杂功能，毒素难以排除干净，所以只是一种部分替代疗法。用中医的话来说，它只能治"标"不能治"本"。必须长期依赖，不能摆脱。

换肾可治"本"

成功的肾移植将使患者离开透析、离开医院，像正常人一样参加社会活动，展现人生的价值。但肾移植也不是万能的，包括手术成功率、排斥反应存在、需长期服药等。

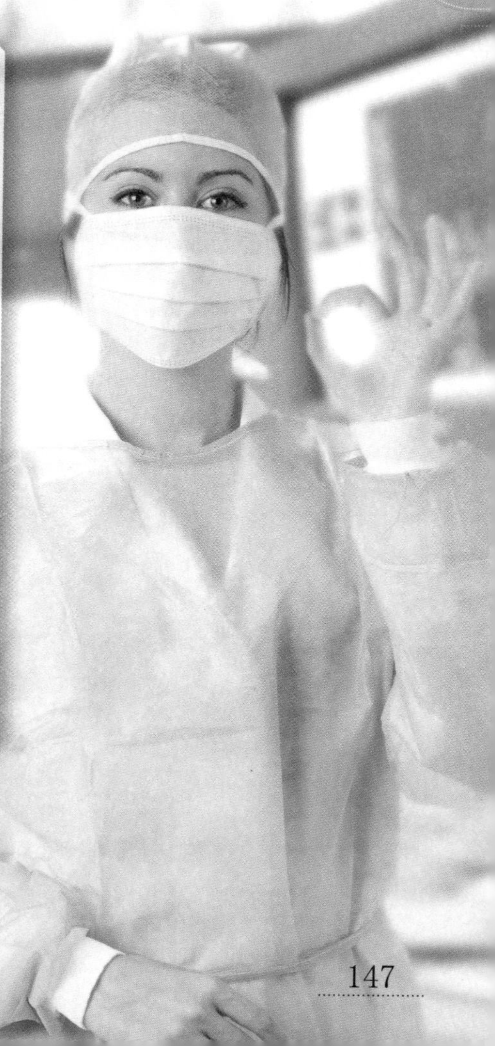

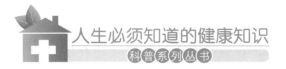
移植一个肾脏可以维持正常生活吗

人体一个肾有100万个肾单位，平时两个肾只有25%在工作，75%在休息，它们轮流工作。切掉1个，对身体无碍。同样，移植一个正常肾后约1/4~1/3的肾单位即能维持肾功能的正常，所以我们会告诉患者不必担心，只需要移植一个肾脏就可以维持正常的生活了。

温馨提示

如果患者在了解以上一些问题之后对肾移植感兴趣，就必须知道以下相关的事项：

您愿意接受全部的检查项目并坚持定期到医院随访吗？

您愿意为了得到合适的供肾等待几个月甚至几年吗？

您愿意在术后完全听从医生的建议吗？

您愿意终身服药吗？

如果患者符合做肾移植手术的条件并且考虑做肾移植手术，就可以与移植医生联系了。

肾移植手术怎样做，为什么选择在髂窝

肾移植是把一个健康的肾脏植入患者右（或左）下腹的髂窝内。因为髂窝的血管较浅，手术时容易与新肾脏血管接驳。一般多选择髂内动脉进行吻合，如果右髂内动脉管腔内出现动脉硬化、管腔狭小，术后恐血流量不足，亦可以与患者髂外动脉作吻合，血管吻合后，放开全部阻断血管的血管钳，待新的肾脏供血良好，再将供肾输尿管与患者膀胱壁吻合，最后逐层缝合腹壁，完成手术。

具体步骤

（1）医生首先会在患者下腹部切一条约15厘米的弧形切口（左右侧无差异，通常左肾移植在右下腹，右肾移植于左下腹。）

（2）把新肾的静脉和动脉血管分别接到髂外静脉和髂内动脉上。

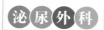

（3）血管连接好后，通常几分钟内就可见尿液流出，说明新肾已经开始工作了。

（4）把新肾的输尿管接到膀胱上。

（5）逐层关闭腹壁。

整个手术过程通常需要2到3个小时。

哪些人适合做肾移植手术

通常我们说因各种不可逆转的肾脏疾病而导致慢性肾功能衰竭者，都可考虑做肾移植手术。那么究竟什么样的慢性肾衰患者适宜做肾脏移植呢？一般除肾脏外其他脏器如心、肺、肝等无严重病变，能负担手术，能耐受长期免疫抑制剂治疗，肾脏病变不论原发或继发在活动性基本静止后，全身无感染灶等均可进行肾移植。患者年龄以18~50岁最为合适，其膀胱和下尿路解剖及功能则应正常。

哪些人不适合做肾移植手术

什么情况下的慢性肾衰患者不适宜做肾脏移植呢？通常由全身性疾病（除系统性红斑狼疮和糖尿病肾病以外）引起的肾脏病患者；急进型或抗肾小球基膜抗体阳性的肾小球肾炎，而且尚有活动者，移植后易发生移植肾肾炎；对免疫抑制剂治疗有禁忌者；肾肿瘤已转移者；妊娠；有尿路感染及伴有下尿路梗阻者；有活动性结核、肝炎、肾盂肾炎及顽固的消化性溃疡等应先进行医治，待病情稳定后移植。

肾移植术前必须关注的几个问题

做肾移植手术必须选择最适当的时机，以求在经受外科手术损伤和并发症、高剂量皮质激素以及免疫抑制治疗等不利条件后，获得每一次存活的机会。因此，受肾者在手术前做适当的准备是十分必要的。

肾移植

（1）应进行充分的血液透析或腹膜透析治疗，以有效地清除过多的水分和毒素，纠正水电解质紊乱和酸中毒，明显地减轻尿毒症症状。减轻或消除心、肺、肝等重要脏器的并发症，使患者恢复正常活动，这对于患者能够耐受肾移植手术及免疫抑制剂的治疗有很大帮助。当然对尿毒症早期，尿量尚未见明显减少，肌酐值尚未明显升高时，也可不经透析就行肾移植手术。

（2）应注意纠正贫血。透析不能纠正患者的贫血状态，严重的贫血可影响肾移植的准备，输血可以暂时纠正贫血状态。近年来认为术前给受者输全血可以提高移植肾的存活率。但输血也有缺点：一是可以同时输入毒性抗体；二是感染肝炎的机会增多。近年人类基因重组促红细胞生成素应用于临床，可较好地纠正贫血，使移植前输血的患者大大减少。

（3）应加强饮食治疗，给予富含营养易于消化的食物，积极治疗高血压，改善心功能状态，清除感染病灶等，但术前半年内禁服人参。

（4）必要时行病肾摘除术。在患巨大多囊肾影响手术操作时、病肾存在感染难以控制时以及肾性高血压药物不能控制时等需行病肾切除术。

肾移植的绝对禁忌证和相对禁忌证

绝对禁忌证

（1）全身情况极差，或合并其他器官终末病不能耐受肾移植手术。

（2）肾脏病变是全身疾病的局部表现，则不应施行肾移植手术，因移植后的肾脏亦可发生同样的疾病。如结节性动脉周围炎、弥漫性血管炎、草酸病等均认为是绝对禁忌证。

（3）全身严重感染和活动性结核病患者不应进行肾移植手术，因免疫抑制药物和类固醇药物的应用可使感染病灶发展和结核病灶扩散而造成严重后果。

（4）肝炎活动期患者或肝功能尚未恢复以前禁忌行肾移植手术。

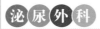

（5）进行性代谢性疾病（如草酸盐沉积症）。

（6）预期寿命<5年。

（7）近期心肌梗死。

（8）持久性凝血功能障碍性疾病。

（9）未经治疗的恶性肿瘤。

相对禁忌证

肾功能衰竭时常常可能有一些其他疾病同时存在。这些疾病可与肾功能衰竭密切相关，也可能并无联系，但会影响手术。在决定进行肾移植手术以前必须研究这些疾病对肾移植的成败关系。有些疾病经过处理后可以考虑肾移植术。

（1）活动性肾炎：不能作为受者，因患者血液循环中有大量抗肾小球基底膜抗体，肾移植后可使移植肾产生肾小球肾炎而导致移植肾损害。若事先将双肾切除后6~12月，待其循环抗体消失后亦可考虑进行肾移植手术，以免术后移植肾受累。而对一般无活动性的慢性肾炎患者，移植前不一定需行双肾切除术。

（2）尿路梗阻与感染：尿液引流不畅与泌尿系统感染的发生和持续有密切的关系。因此，有下尿路病变，如尿道狭窄、膀胱颈部梗阻、神经源性膀胱等均不宜进行肾移植手术，因术后将会导致移植肾发生感染，并可诱发排异，影响移植肾的存活率。对于准备做肾移植的患者，可先解除尿路梗阻，包括梗阻原因的解除或做尿流改道，以后再做肾移植术，仍可取得较好的效果。慢性肾盂肾炎的患者，必须将炎症彻底控制。若药物不能控制，则先行双肾切除再做肾移植术。

（3）乙型肝炎表面抗原阳性。

（4）消化道溃疡和消化道出血：由于尿毒症患者凝血机制发生异常，因此，往往存在消化道出血的并发症。施行肾移植术后，肾上腺皮质类固醇类药物的长期应用，常可激发消化道出血，引起消化道溃疡，甚至发生穿孔。故对有消化道出血、消化道溃疡病者可先行血液透析，改善尿毒症，辅以药物治疗，待病情稳定后再行肾移植术。有的需行胃大部切除术后再做肾移植术。

肾移植

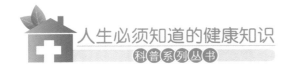
（5）严重贫血：贫血是大多数尿毒症患者的共有症状，甚至十分严重，血色素为5克以下。为改善贫血，使患者能耐受手术，对重度贫血患者可进行输血，除输入红细胞悬液外，也可输入全血。有资料证明，输血可增加移植肾存活率。近年随着人类基因重组促红细胞生成素应用于临床，可较好地纠正贫血，已使移植前输血的患者大大减少。

（6）精神症状不稳定：与尿毒症无关的精神症状，患者则不宜进行肾移植术，因术后激素的应用可加重症状。如精神症状的出现为尿毒症所造成或久病衰弱而引起的精神搅乱，则在肾移植术后随肾功能的恢复而消失。

（7）艾滋病。

（8）难以控制的糖尿病。

（9）年龄偏大或偏小。

（10）周围血管病。

（11）癌前期病变。

（12）酗酒、药瘾等。

心功能不好、高血压的患者可做肾移植吗

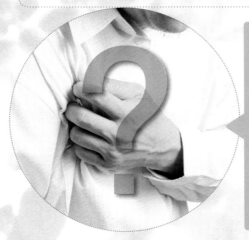

肾移植术后因心血管病死亡的人数占21.9%，危险因素包括冠心病史、心肌梗死史、高血压、高血脂、糖尿病、频发心绞痛、房颤、室性心律不齐、左束支传导阻滞等。

术前心功能评价的目的在于患者的心脏功能状态能否承担肾移植手术和预测围手术期可能出现的心血管并发症。

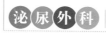

术前应对患者的心脏功能状态进行较全面的了解，进行病史采集、体检及必要的辅助检查。尤其对老年人、有心脏疾患者更应重视。术前应详尽了解：①有无心脏病史（有无冠心病、心肌梗死、充血性心力衰竭、心律失常史等）；②如有心脏病史者应进一步了解目前有无心慌、气短、心悸、心前区疼痛等症状及评价心功能状态和以前治疗情况（如平时运动耐力、夜间能否平卧、有无下肢浮肿等）；③影响心脏的其他因素：老年、糖尿病、周围血管疾病、高血压、脑血管病、肾脏病等。体检中，要测血压，心脏听诊，注意心音强弱、心率快慢、心脏节律是否规则、有无病理性杂音及附加音等。肺部有无啰音，肝脏大小，下肢有无浮肿等。心电图有无 ST−T改变，对于心动过缓、心律不齐者可行Holter检查。超声心动图检查：心腔大小、室壁运动、室壁厚度、瓣膜结构和动度、心包等，尤其射血分数（EF）对心脏功能的评价是有重要价值的。胸片观察心脏大小、形态、肺部有无炎症或淤血、胸腔有无积液等。此外，还应了解患者的血红蛋白，血气分析、营养状态、酸碱平衡、电解质等，以确保手术安全。

肝炎病毒感染对肾移植有何影响

在我国的一般人群中乙型肝炎病毒感染有较高的比例，所以在等待肾移植的人群中也就有许多人感染了乙型肝炎病毒，接受肾移植的患者多有一段时间进行血液透析治疗，这期间因为贫血等多数患者接受过血液或血液制品的治疗，所以比一般人有更多的乙型肝炎病毒感染机会。那么这些人如果接受肾移植的结果是否会优于血液透析呢？目前还有很大的争议，但有证据表明肾移植后免疫抑制状态会激活病毒，加快病毒的复制，加重肝脏病的进展。但如果HBsAg阳性受体肾移植时无病毒复制，则预后情况较好。

对于有乙型肝炎病毒感染的肾移植患者在治疗上要有别于一般的患者，用药务必要慎重，因为目前肾移植患者常用的免疫抑制剂，如环孢霉素A、他克莫司和硫唑

肾移植

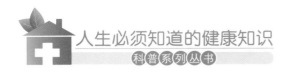
嘌呤等，对肝脏均有不同程度的损害，对有乙型肝炎病毒感染的患者这种损害明显增加，使肝脏功能损害恶化。在免疫抑制剂治疗方案中，一般用骁悉或百令胶囊替代硫唑嘌呤，并早期预防性使用保肝药物。因可能适当地减少环孢霉素A、他克莫司的使用量或者选用对肝功能影响较小的雷帕霉素，临床的抗排斥反应的效果更好，且肝功能损害的发生率明显减少。如果经济条件允许，建议有乙型肝炎病毒感染的肾移植患者常规使用骁悉，至少在肾移植后的早期使用骁悉，肾移植6个月后可改用百令胶囊等。目前，研究发现咪唑立宾的化学结构与利巴韦林相似，具有抗病毒活性，日本已有用于肾移植术后抗乙型、丙型肝炎病毒的报道。

有乙型肝炎病毒感染的患者肾移植后要经常检查环孢霉素A的浓度，并及时调整环孢霉素A的用量。因为在有肝脏功能损害时，环孢霉素A的代谢减慢，血环孢霉素A的浓度增加，在经治疗肝脏功能好转后，肝脏对环孢霉素A的代谢加快，又可能使血环孢霉素A的浓度降低。

老年人肾移植与血液透析的存活率有何差别

肾移植对于年龄没有绝对的限制。但对老年人肾移植所承受的危险性相对较高，老年患者因动脉硬化明显，使血管吻合的难度增加，术前普遍存在心血管疾病和肺功能不全，影响术后恢复，加之免疫抑制剂的应用，使机体抵抗力差，易发生并发症。

在老年人肾移植早期的各种并发症是导致肾移植失败的主要原因，术前的并发症或隐患在肾移植后由于手术的打击、免疫抑制剂的使用及药物的不良反应，感染的发生率明显高于中青年尿毒症患者，肝脏损害和心脏意外等情况增加，短期内的生存率降低。因此，老年尿毒症患者肾移植的肾存活率取决于人的存活率。

但老年患者的免疫系统反应性较差，肾移植术后排斥反应发生率低，针对这一特点，术前做好准备，术后合理用药，积极防治感染等并发症，也能收到与其他年龄

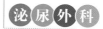

组一样的移植效果。

　　加拿大有学者总结了1987~1993年在加拿大83个肾脏病中心接受血液透析和肾移植治疗的60岁以上患者6400例，接受肾移植患者的5年存活率为81%，而接受血液透析者的5年存活率仅41%，如果有一种以上并发症者则5年存活率更低。在生活质量方面肾移植要明显好于血液透析的患者。

　　因此，在没有严重并发症的老年尿毒症患者，肾移植可以作为首选治疗方法。但要考虑肾移植手术所存在的风险。

老年人肾移植的特殊性和失败的主要原因是什么

　　老年人较青年人肾移植成功率低是由于其自身的特点所决定的，老年人肾移植有其特殊性，主要表现在以下几方面：

　　（1）老年人由于免疫系统的衰退，使之抵抗感染的能力减弱，加之免疫抑制药的使用，使之肾移植后感染的发生率明显增加，并且表现不明显，但病情却危重，治疗的效果差。

　　（2）老年人心脑血管疾病等并发症多，对血压波动、贫血程度等的耐受性差，肾移植后早期一旦肾功能恢复不理想，容易因上述原因导致心脑血管的意外而危及生命。

　　（3）老年人患尿毒症后的各系统损害明显，各个器官的功能储备少，对免疫抑制药等药物的耐受性差，容易出现药物的不良反应，又由于使用的药物种类多，容易出现药物间的相互作用，影响新山地明（环孢素）的血药浓度，导致频繁调整药物的种类和剂量，带来治疗上的困难。

　　（4）老年人肾移植后由于免疫功能减退，发生移植肾排斥反应的机会相对比青年人少，但患肿瘤等的机会明显增加，加之由于各种心脑血管疾病和感染等并发症多，许多肾移植后的老年人死亡时移植肾功能正常。

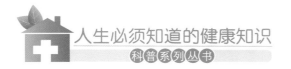
老年人肾移植失败的最主要危险因素是由于其他原因引起的患者死亡，其中的主要原因是急性心肌梗死和其他心脏病，其次是感染，再次是恶性肿瘤，最后是消化道穿孔、出血和糖尿病等。

儿童肾移植有何特殊性

近年来，儿童尿毒症患者数量一直呈逐年上升的趋势。临床调研，儿童尿毒症患者在整个住院肾患者群中占不小的比例。无疑，对于这么小的孩子来说，实施肾脏移植手术，让他们提早过上正常人的生活是最好的选择。那么，儿童肾移植与成年人的肾移植一样吗？它们之间有哪些区别？儿童肾移植会不会风险更高于成年人呢？事实上，目前，儿童肾移植前景良好，据一些移植中心对儿童肾移植患儿长期随访发现，87%可以正常上学，78%可以正常就职，50%可以正常结婚，24%可以正常生育。

儿童，因其在解剖学及生理学上不同于成人的特点，肾移植后会对儿童的生长发育、生理和心理产生重要的影响，并直接影响移植的后果。所以，儿童肾移植也有其特殊性，列举如下：

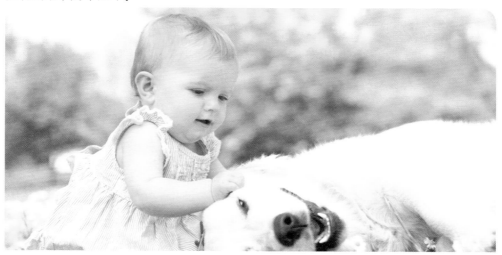

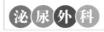

（1）儿童肾移植的年龄范围较大，最小年龄者可到几个月。

（2）儿童肾移植的手术操作方法与成人有些不同，体重超过20千克者，手术方法与成人相似；体重在20千克以下或不足5岁者，手术多数经腹部进行，供肾动静脉分别与受体的腹主动脉和下腔静脉吻合，移植肾置于腹腔内或腹膜后间隙，输尿管的吻合与成人相同。

（3）儿童肾移植后的免疫反应比成人强，比较肾移植住院期间排斥反应的发生率，在1~10岁的儿童中有30%发生排斥反应，而在大于50岁的患者中仅15%发生排斥反应。

（4）儿童患尿毒症会明显影响生长发育和青春期发育，肾移植后这一问题仍然存在着。所以，选择合适的年龄进行肾移植和采用恰当的免疫抑制治疗方案，才能最大限度地促进儿童的生长发育，减少药物对儿童生长发育的影响。

专家指出，肾移植是治疗儿童终末期肾病的较理想手段，对患儿生长发育迟缓等状况均有改善作用。但只有严格的配型选择、适宜的手术方式、手术时间和手术期处理、恰当的免疫抑制策略和良好的依从性才是取得最终良好效果的关键。

如何改善儿童肾移植后的成长障碍

儿童由于其生理特点，肾移植效果的好坏不能仅根据有无尿毒症的症状和是否需要透析来评价，而且还要求肾移植后能保证儿童的身体得到良好的生长发育。

大部分的儿童肾移植后的生长发育的速度较透析治疗时要快，然而这些儿童在成年后其身高仍低于同龄人，由于身材矮小可能造成这些儿童回归社会的困难。例如，学龄儿童可能影响上学或升学，青春期的儿童可能在异性面前产生自卑感而影响与异性的正常交往，成人后可能影响婚姻、就业或领取汽车驾驶执照等。

影响儿童肾移植后成长的因素有：移植时的年龄、类固醇激素的使用量和移植肾的功能等。

肾移植

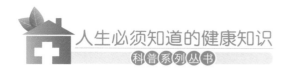
关于肾移植年龄的影响。过去的研究认为：儿童一般在7岁以下肾移植后生长发育会明显加快，而年龄大于12岁后肾移植尽管移植肾功能良好，但身高增长幅度有限。因此，为使肾移植后儿童的生长发育更快，应尽早在年龄较小时进行肾移植。

关于类固醇激素的使用。因为类固醇激素对生长激素和青春期性激素分泌有抑制作用，会影响儿童的生长发育，所以，对于儿童肾移植后应用类固醇激素宜采用小剂量维持或改为隔日给药。有研究表明，在儿童停用类固醇激素治疗后，对生长发育有极好的效果，但同时有30%出现排斥反应，这是需要考虑的问题。

近年来国外积极地在肾移植后推广使用生长激素治疗，但生长激素有活化T细胞的作用，在肾移植后使用生长激素的儿童中，有27%的患者发生排斥反应，导致肾功能损害，所以，不能否定有引起急性排斥反应的危险。

现在的观点认为：对于进入青春期的尿毒症儿童，可以在进行血液透析治疗的同时应用生长激素，尽快使身体长高达到或接近同龄的人的高度后再进行肾移植，这样可能减少肾移植后因为使用激素导致的生长发育问题。

肾移植术前准备

对患者的情况进行术前评估，目的是了解患者的健康状况是否足以承担移植。移植的准备工作基于每个人的不同病史。评估包括以下内容：

详细的病史及查体

（1）家族史及个人史，以帮助确定可能的肾脏供者。

（2）血液检查，以了解可能存在的疾病、血型、组织配型及身体中预存的抗体。

（3）女性需要做妇科及乳腺的检查。

寻找供肾

（1）供肾有三个来源。

供肾来自亲属称为活体亲属肾移植。

供体来自自愿在死后将器官捐献的志愿者称为尸体肾移植。

一些肾移植手术在配偶、孩子及养父母、或亲密的朋友间进行,这种称活体非亲属肾移植。活体供者必须接受检查,视其健康情况是否可以捐出肾脏以及配型是否合适,但最重要的必须是符合器官移植法规定的捐献者。

(2)常用的组织配型有4项。

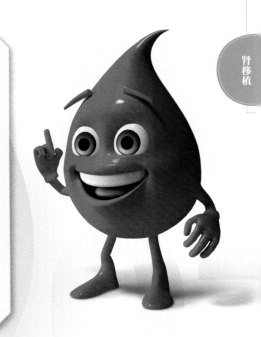

ABO血型配型:在人类的血型中最重要的是ABO系统,也是与移植关系最密切的。肾脏移植手术前,必须进行严格的血型化验,使供者与受者之间血型相符(法则与输血相同)。目前,这种血型绝对相符的规定已被打破,日本以及国内一些学者已对血型完全不符供受体之间进行肾移植手术研究,并取得成功,但远期疗效尚有待观察。

人类白细胞抗原系统(HLA)。

补体依赖性淋巴细胞毒交叉配合试验。

群体反应性抗体(PRA)。

尿毒症患者合并糖尿病可做肾移植吗

糖尿病是导致终末期肾病(ESRD)的首要原因,每年有1/3新发终末期肾病患者的病因是糖尿病。大约40%的终末期肾病患者同时患有糖尿病,其中I型糖尿病占12%,II型糖尿病占28%。

在生活方式西化的所有国家中,II型糖尿病引起的终末期肾病发病率在逐渐增加。在移植的适应证中,糖尿病仅次于肾小球疾患而排在第二位,每年有20%移植受者的原发病是糖尿病。因为糖尿病患者人数不断增加,到2006年,由糖尿病引起的终末期肾病患者数，已与其他原因引起的终末期肾病患者数相同。令人鼓舞的是，在胰岛素依赖型糖尿病的患者中，糖尿病肾病的发病率开始下降。然而，大多数合并糖尿病的新发终末期肾病患者，是患有Ⅱ型糖尿病的老年患者。这一疾病仍然是导致成年白人、亚洲人和美国土著人肾衰竭而接受肾移植的常见原因。

毫无疑问，肾移植或胰－肾联合移植是治疗终末期糖尿病肾病的一种方法。对并发糖尿病的受者，活体供肾比尸体供肾移植肾的生存时间长，并且这两种形式的移植要比长期透析患者的生存时间明显延长。在比较移植和透析效果时必须小心，因为病情较轻的糖尿病患者往往更愿意选择或被选择移植，所以总体来说，他们无严格的可比性。比较移植后和等待移植的糖尿病患者，移植组患者生存时间显著延长。评估患者生活质量的对照研究已清楚表明：对糖尿病患者，移植好于透析。虽然所有的肾脏替代治疗方法，都可延缓糖尿病并发症的发生和发展，但成功的移植可纠正尿毒症和控制血压，更有益稳定或改善神经障碍、糖尿病胃轻瘫和视网膜病变等并发症。

血型不同的供受体之间可以做肾移植

通常，和输血相同原理，肾移植患者只能接受相同血型的供体的器官移植。例如，A型血的受体患者只能接受血型为A型的供体的肾脏。O型血作为"万能血"可以输给其他任何血型的患者，但O型血的受体只能接受O型血供者的肾脏移植。不同血型的肾脏移植入体内后，会被受体识别为异体而产生自身抗体。

如今由于免疫技术的发展，通过采用药物、脾切除、血液滤过等方法，受体接受不同血型供体的肾脏移植已具有可行性。而以往能够掌握血型不相容手术这门技术的，只有日本、美国和瑞典等少数国家。现国内这一项目目前也仅在有限的几家移植中心开展。但远期效果尚待肯定。

进行该方法移植前，要先对受体是否存在体内有害抗体的情况作一评估，然后

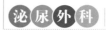

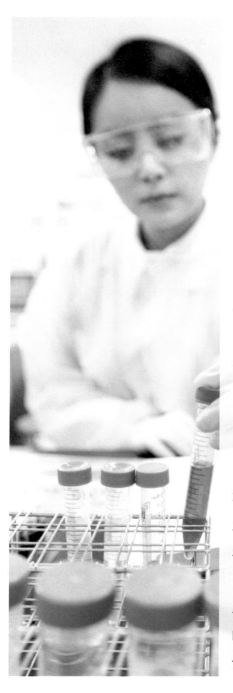

进行血浆去除，即去除部分含有有害抗体的血浆，再辅以药物预防抗体的产生。接着，患者接受外科移植手术，在接受供体器官的同时采用微创手术的方法切除脾脏。在部分病例中，如果能通过药物的应用达到类似的效果，可以不切除脾脏。

术后，患者继续接受血浆去除治疗，直至出院。这类患者与接受同血型移植的患者一样都需要服用免疫抑制药物。

肾移植

什么是HLA组织配型

同种不同个体之间进行肾脏移植时，移植肾被受体能否"容忍"的特性，医学上叫组织相容性。若被"容忍"则移植肾成功，反之则被排斥。

人体免疫系统的基本功能是识别"自己"与"非己"，移植肾中含有与受体机体内不同的移植抗原是引起移植排斥反应的根本原因，这些移植抗原医学上又称为组织相容性抗原。

人体由各种细胞组成，在这些细胞膜上，均存在着共同抗原类型，具有遗传标志的特异性，如同家庭成员的脸形比较相近一样，这个特征对于肾移植能否成功起决

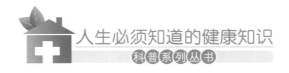

定性作用。当供肾者组织抗原与受肾者组织抗原相同或相近时，可不引起免疫反应或很少反应而不被排斥。如两者不相同，会引起免疫反应，移植物随之被排斥，难以存活。这就说明：移植肾脏是否能被接纳存活，必需看供肾者与受肾者之间的组织相容性抗原是否一致。不一致则容易引起肾移植免疫反应，发生排斥现象。当然要在人群中找到完全相同的机会很少，即使在一个家庭也很少完全相同，配型的目的是尽量找接近的供肾给受者。

人类的主要组织相容性抗原就是人类白细胞抗原（存在于白细胞表面），即HLA。因此，肾移植术前要进行HLA配型，使供体和受体之间HLA尽量相符。通过HLA配型，有助于提高移植肾远期存活率。在尸体肾脏移植中，当HLA染色体群即6个主要抗原配合相合时，移植肾的半数存活时间是20.5年（移植肾的10年存活率是66.3%），与2条单倍型相合的子女供者的半数存活时间20年相同，远高于当HLA染色体群完全不相合时，半数存活时间为8.5年（移植肾的10年存活率为38%）。

什么是淋巴细胞毒检查

淋巴细胞毒检查是用于肾移植前判断受体对供体有无预存抗体的试验，如果有细胞抗体，能引起受体的超急性排斥反应，造成移植术失败。因此，在移植前检查受体血清中有无抗供体淋巴细胞的抗体，是预防超急性排斥反应所必需的试验。淋巴细胞毒交叉配型试验的正常值为小于10%，如大于15%为阳性。此试验是现有试验中最主要的参考指标。一般条件下，尽量选择数值最低的受肾者接受移植，最好控制在5%以内。

什么是群体抗体

人类白细胞抗原（human leukocyte antigen, HLA）是介导移植物排斥反应的主要抗原。群体反应性抗体（panel reactive antibody, PRA）代表受体体内血液循环中抗HLA抗

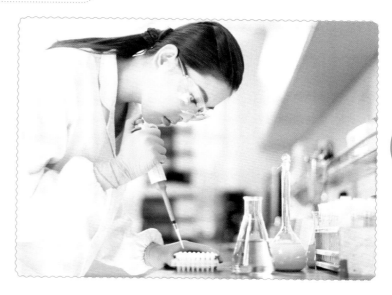

体。将人类白细胞抗原（HLA）抗体检测作为群体反应性抗体（PRA）检测新方法，对筛选肾移植高危患者，预测术后急性排斥反应（AR）发生，提高器官移植成功率有重要临床意义。现在器官移植前的供、受者HLA配型和受者PRA检测已广泛开展。

肾移植患者体内群体反应抗体产生通常由受者术前输血、移植和妇女妊娠所致。目前，众多实例和资料证实，受体群体反应性抗体的存在与否以及该抗体的致敏程度，对于是否发生排斥反应及移植物存活率的高低、移植后器官功能的实现都有着重要意义。

PRA水平>10%为阳性。移植前，如果等待时间较长，要求每3~6个月检查一次。

亲属肾移植供体需做什么检查

亲属肾移植前必须对供肾者进行严格筛查：

（1）确定供体的血型和受体的血型符合输血原则：即A→A／AB；B→B／A

肾移植

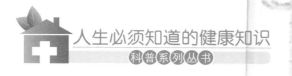
B；O→A／B／AB／O；AB→AB。

（2）进行常规检查了解全身健康情况：血常规、尿常规、肝肾功能、乙肝/丙肝全套、CMV病毒抗体、艾滋病等病毒全套、凝血功能。肝胆脾胰及双肾输尿管B超检查、胸片、心电图。

（3）供者与受者器官配型检查：淋巴毒试验、人类白细胞抗原配型试验（HLA）。

（4）进行肾图检查（了解双肾肾小球滤过率GFR），双肾CT平扫及双肾血管成像（了解肾脏血管有无变异），做手术前的最后准备。

以上检查是分步进行，先易后难、先便宜后较贵项目，需1周左右时间。

亲属肾移植供体选择原则

单肾可维持健康的个体生存

从健康的个体切取一个肾脏，对供体的生存率和生存质量的影响是首先需要考虑的问题。尽管动物实验显示，切除一侧肾脏后，剩余的肾脏功能可能会受损，但是20余年的随访资料显示，只有单肾的供者除了出现轻微的蛋白尿外，可以维持良好的肾功能。对第二次世界大战期间因肾脏损伤切除单个肾脏的复员军人的长达45年的随访资料显示，他们的生存率和同期其他复员军人相同。因此，健康的个体捐献一侧肾脏是安全的。

国际资料显示，肾脏供体的寿命和普通公众相同。已有多组资料报道，供者在术后有较好的生活质量，部分供者甚至生活得更好。当然，如果受者在移植后肾功能恢复不良，甚至在术后短期死亡，供者会产生不良情绪，从而影响其生活。因此，从各方面保障移植手术的成功是维持供、受体健康的前提。

供者的入选标准

对于供者的入选标准，《人体器官移植条例》（国务院，2007年5月1日起施行）

规定：供者是健康的有完全民事行为能力的人（年满18周岁）。但是，这个标准是粗略的，在具体的环境下需要医生做出判断。例如，有临界高血压、老年的潜在供者，切除肾脏后可能给供者的健康造成损害，同时，供体器官的质量也可能不是很好，该如何决定呢？关于这个问题，国外不同的移植中心有不同的意见。有文献报道：55岁以上的供者肾移植后1年和5年存活率较年轻供肾者低。另有报道，供者年龄对移植肾的存活率没有影响。接受有泌尿系统结石史、镜下血尿史、酗酒史、吸食海洛因或可卡因史的人为供者的移植中心各占56%，56%，89%，66%，而蛋白尿、中度肥胖、长期吸烟、Ⅱ型糖尿病分别被58%，16%，16%，12%的移植中心列为供肾禁忌。因此，可接受的供者的标准和禁忌证标准是需要我们共同探讨的问题，有必要形成有利于供、受双方的规范。

供者的动机

在考虑活体供肾移植时，首要考虑的是供体的安全。但是，我们的医务人员必须明确供者的供肾动机，是出于亲情的自愿、道义上的胁迫、助人为乐的精神追求、对受者的愧疚或感激、还是隐藏有经济因素？

供者知情同意和供体评估

国际上规定：供者必须是心理和身体健康的、有完全行为能力的人，确保没有任何经济和精神压力、了解供肾手术过程和可能的并发症、并了解供肾移植并非唯一的可供选择的可延长受者生命的方法，在此情况下才能做出捐赠决定。我国的《人体器官移植条例》第7、8、9款，《人体器官移植技术临床应用管理暂行规定》（卫生部，2006年3月16日颁布）第30款中有更为具体的规定：供者必须年满18岁；捐献人体器官的公民应当具有完全民事行为能力。公民捐献其人体器官应当有书面形式的捐献意愿，对已经表示捐献其人体器官的意愿，有权予以撤销。公民生前表示不同意捐献其人体器官的，任何组织或者个人不得捐献、摘取该公民的人体器官；公民生前未表示不同意捐献其人体器官的，该公民死亡后，其配偶、成年子女、父母可以以书面形式共同表示同意捐献该公民人体器官的意愿。医疗机构在摘取活体

肾移植

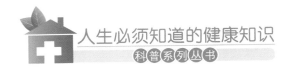
器官捐赠者所同意捐赠的器官前，应当充分告知捐赠者及其家属摘取器官的手术风险、术后注意事项、可能发生的并发症及预防措施等，并签署知情同意书。

（1）潜在供者的教育：考虑到供者对相关知识的理解程度不同，这些知识不应该只在宣传册上发放给他们；为避免可能存在的诱导，也不应该是由受者的医生来解释。

（2）供者面临的冲突：在某些情况下，我们还应该考虑到供者面临的可能冲突。在多数情况下，供者本身是出于自愿做出供肾决定，但是其家属可能因为担心供者的健康，反对供者的决定，尤其是当供、受者涉及不同的家庭的。例如，兄长供肾给弟弟，可能会遭到嫂子的反对。所以，在征求潜在供者自身同意的同时，为减少他将面临的可能的家庭冲突，工作人员最好征询供者家属的意见，进行必要的沟通。

（3）自主选择的权利：潜在的供者还应该被告知，即使对于家庭成员，任何人没有法律上或道义上的义务进行捐献。还应该告知他们的是，他们的捐献决定在手术施行前是随时可以撤销的。

（4）充分的考虑时间：应该给潜在的供者充足的时间来决定是否进行捐献。当然，对于近亲间的自发、自愿的捐献往往能够较快做出决定。

由于我国在这方面还没有像西方国家那样的工作体系，没有专门的移植方面的社会工作人员，往往是由受者的医生来向潜在的供者解释相关内容，这就难免产生某种嫌疑，是一种欠公正的做法，随着活体供肾移植的发展，我们期待在这方面有所改进。

（5）供体评估：确定捐献者前应该对潜在捐献者进行全面的体格和精神状态方面的检查，确保其身心健康，还应该告知其在术后可能面临的社会心理压力和身体不适，最容易被忽略的方面是他们的社会关系状态、家庭关系状态和竞技状态，这些因素可能影响术后的恢复和导致其他的精神压力。

无害原则

应该注意的一个问题是，即使是在自愿的前提下，捐献应该同时遵循对供者无害的原则，也就是说，医务人员在明知捐献对供者健康有害时，即使是供者自愿自

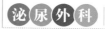

身健康受损也愿意捐献肾脏挽救受者,这种捐献也不能施行。

受者的感受

部分受者可能因为担心供者的健康、与供者的关系受到影响而拒绝亲属供肾。对于供者,受者常常抱有深深的愧疚,特别是供者是近亲时。文献报道,子女对供肾的父母的歉疚感最强,而且往往导致抑郁,疏远家庭和社会,产生情感性精神失常。因此,我们在进行亲属活体供肾移植时,不仅要做好各种技术上的准备,同时要注意受者的精神状态,真实的思维,向其解释取肾手术的安全性,确保手术成功的同时,要设法使受者保持良好的精神状态。

由于活体捐肾移植涉及医疗和社会、伦理等多方面的问题,我们在这方面的工作刚刚起步,积累的经验不多,需要临床工作者和政府及社会工作人员的积极参与,共同推动其向有利于供、受双方及其家庭的方向发展。

亲属肾移植供体摘取供肾方法

现阶段供肾切取有3种手术选择:

(1)传统的开放式肾切除:该术式采用腰部第11肋间切口。这种术式造成的损伤较大,术后疼痛,供者术后住院时间较长,术后所需的恢复时间也较长。

(2)腹腔镜取肾:该术式切口只有传统切口的1/3。因为手术所需时间稍长(与术者熟练程度有关),从而延长了供肾热缺血时间。这种术式在早期曾遭到反对,但随着相关医疗设备的改进,手术时间逐渐缩短,甚至达到和开放手术相同的速度。由于受者希望减轻对供者的损伤,因此,受者更希望采用这种术式取肾,但是术式选择并不影响供者的供肾决定。当然,这种手术也出现一些输尿管并发症,气腹使肾皮质血流减少,尿量也减少。

(3)小切口手辅助腹腔镜取肾:该术式采用沿第11肋的小切口,不切除肋骨,利用腹腔镜切取肾脏,该术式具备腹腔镜取肾的优点,缩短热缺血时间和手术时间,

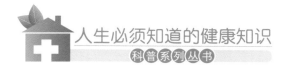
可能比腹腔镜取肾更为安全。任何手术都有手术风险，文献报道，肾切除的手术总体死亡率大约0.03%，我国还未见有类似报道，各种术式各有利弊，与术者习惯和熟练程度有关。

肾移植术后常见并发症

在临床上，肾移植后出现的并发症是威胁肾移植手术成功的一大因素，可发生在术后治疗过程的近期或远期，临床表现错综复杂。研究发现，肾移植后常出现的并发症主要有以下五个方面：

（1）感染：移植受者容易发生感染的原因有：①患者承受了一个较大的血管及泌尿系统手术，抵抗力暂时下降；②尿毒症患者本身存在着的免疫力下降；③免疫抑制药物的应用。常见感染部位有：肺部感染、尿路感染、切口感染等。

（2）心血管并发症：肾移植后心血管并发症是导致死亡的第二原因。包括高血压、心力衰竭、高脂血症等。

（3）外科并发症：血管并发症，包括出血、吻合口狭窄、血栓以及血管破裂等。泌尿系统并发症，包括尿瘘、尿路梗阻、淋巴漏、尿路以及肾周感染等。

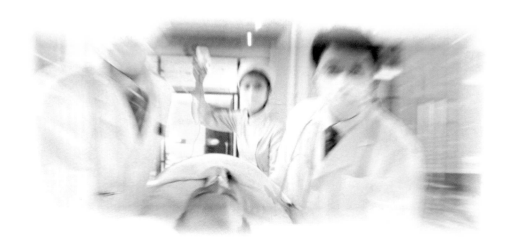

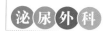

（4）肿瘤：肾移植后患者肿瘤的发生率约2%~25%，肿瘤的来源有3种：①来自供肾（肾细胞癌、转移至肾的肿瘤），较罕见；②受者术前已存在的肿瘤复发；③新发生的肿瘤。

（5）其他：包括代谢性疾病并发症（如糖尿病、高尿酸血症、高脂血症等）；血液系统并发症（如骨髓抑制、红细胞增多症等）；骨骼、消化系统并发症等。

威胁肾移植患者长期生存最主要的问题是药物毒性、心血管疾病、病毒性感染、排斥反应以及患者不能长期坚持听从医生的指导，依从性差等。尽管抗排斥药物近年的进步使肾移植患者术后生存率大大提高，但与移植手术本身相比，术后的医疗护理、合理用药、饮食锻炼、生活习惯等同样重要。

什么是肾移植术后排异反应

排异反应是异体组织进入有免疫活性宿主的不可避免的结果，是宿主的免疫应答反应，这是一个免疫过程。根据临床及生物学特点，肾移植排异反应一般分为超急性、加速性、急性和慢性四种。其发生机理和发生过程包括：移植物损伤、抗原递呈、抗原的识别与T细胞活化、免疫应答的生成与效应。

超急性排异常发生在血管接通后24小时内，多数见于手术台上，开放血管数分钟到1小时之间，移植肾由坚实，粉红色迅速变软和紫绀。临床表现为血尿，少尿后突然无尿，移植肾区剧痛，血压升高，血肌酐持续升高并伴有高热、寒战等全身反应。一旦发生超急性排异，应立即切除移植肾。

加速性排异多数发生于术后2~5天，这是一种严重的排异反应，常使移植肾功能迅速丧失，表现为术后一段时间移植肾功能和血肌酐趋于恢复，尔后出现尿量迅速减少和血肌酐上升，可伴有腹胀、移植肾胀痛和压痛。

急性排异一般发生在移植术后6~60天内，也可后期发生延迟性（术后10年）急性排异，这种排异临床上最常见。

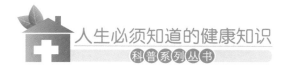
慢性排异一般在移植术60天以后发生，首先出现的症状是水、钠潴留引起的血压上升、体重增加、蛋白尿、血肌酐渐升。

肾移植中的排异，简单来说就是患者身体就像一个国家，移植到患者身体里的肾脏就像一个外来入侵者，患者身体里的部队也就是免疫系统就会攻击入侵者。所以，为了使患者的免疫系统不攻击移植进入身体的肾脏，医生就会使用免疫抑制剂来抑制患者机体的免疫系统，从而达到抗排异的作用。

而当这些努力失败时，排异反应也就出现了。

如何消除肾移植术后排异反应

排异反应的类型有超急性排异反应、急性排异反应和慢性排异反应。超急性排异反应为体液免疫反应，发生于移植肾血液循环恢复后，即刻或几小时到1~2天内，一般以立即摘除移植肾为宜。选用ABO血型相容及淋巴细胞毒交叉试验阴性的供肾者，可减少此种排异反应。急性排异反应主要为细胞免疫反应，一般多发生在术后6~60天。组织配型差者常较早发生，也有发生在慢性排异反应的基础上。处理一般选用甲基强的松龙1克或琥珀酸氢可的松1~3克静脉滴注，每日1次，共2~3天，个别用5天，剂量多少依据排异反应出现的早晚、程度和治疗反应而增减，原则上短期后终止治疗，治疗无效时选择单克隆或多克隆抗体冲击治疗。慢性排异反应是在存活60天以上移植肾功能正常然后才出现者，肾活检可发现典型慢性排异反应表象，部分患者临床可无症状，肾功能也正常，但动态测定移植肾血流量可发现异常。由此可知肾脏移植是否成功，排异反应是否出现及程度轻重与移植物是否长期存活密切相关。为预防排异反应的出现，移植前的有关检查十分重要，必须符合要求。另外，移植后若出现排异反应则应积极妥善地处理。对排异反应治疗无效者摘肾应慎重，一般认为移植术后头2个月内，如发生2次以上的严重排异反应，应摘除移植肾，待机做再次移植。对超急性排异反应频繁发作，移植肾破裂出血及肾动脉干或主支血栓形成者，则应不失时机地摘除移植肾。

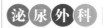

怎样观察排异信号

当出现下列情况时要注意是否发生了排异,并及时和移植医生联系:

(1)体温升高至38°C以上(多发生在凌晨4~5点钟)。

(2)持续尿量减少、体重增加。

(3)突发移植肾肿大、质硬、压痛、刺痛或伸直下肢感觉牵引痛。

(4)持续血压升高。

同时伴有不明原因的乏力、腹胀、头痛、食欲缺乏、心动过速、情绪不稳定、烦躁不安等。

肾移植

肾移植后常安排的检查有哪些

在肾移植手术后需要进行一系列的检查,来观察患者的恢复情况。

(1)血常规:是反映移植术后全身情况的主要观察指标之一,如白细胞显著升高提示有感染和排斥的倾向。

(2)尿常规:是反映移植肾功能好坏的最简单、最经济的检查方法。在每次来院复查,都需要检测尿常规。当然必要时可行尿沉渣检测。

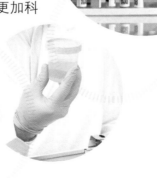

(3)肝肾功能检测:肝功能检查能很好地反映术后服用药物对肝脏损害的情况,使得用药更加科

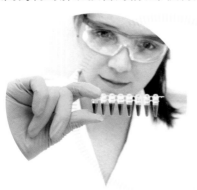

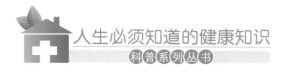

学、合理。肾功能可以直接反映移植肾恢复情况和尿毒症改善情况。

（4）血药浓度监测：免疫抑制剂既可以控制排异反应，也会对人体造成一定的损害。因此，定期检测药物浓度，将血药浓度控制在适合的范围内，更有效地发挥免疫抑制剂的疗效，同时控制药物的毒副作用就显得尤为重要。

此外，在移植医生的指导下，根据患者的身体状况还应该检查血脂、血糖、电解质、移植肾彩超、胸部或髋关节X光片等，看是否正常。

肾移植术后为什么要终身服药

肾脏移植术后，新的肾脏作为一种异物进入患者体内。此时机体内的免疫系统会发现它是外来组织，淋巴细胞立即被召来准备摧毁它，这是因为患者体内的新肾与患者本身拥有的蛋白质不同，移植肾被当成异物对待。就像细菌进人体内一样，会受到攻击。这种排异是一辈子的，目前完全靠药物来控制它，在服用免疫抑制药物时不发生排异，但一停药就会暴发出来。因此，肾移植患者应清楚地认识到，移植手术取得成功仅仅是走完了一半路程，另一半路程则更遥远漫长。虽然免疫抑制药物随术后时间的延长可以调整、减量，但绝对不可以完全停止服用。只有终身使用抗排异药物，才能使患者的免疫系统永远保持安静状态，不会去攻击或损害植入体内的移植肾，使其与患者的身体和平相处。

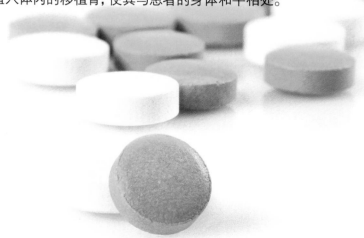

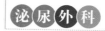

肾移植术后常用药物

常见的免疫抑制剂包括激素、环孢素、普乐可复、雷帕霉素、硫唑嘌呤和骁悉等。它们是一类非常特殊的药物，在一定的剂量内可以很好地预防排异反应，但如果超出适当的剂量范围，不仅会引起过度免疫抑制，还会引起严重的毒副作用，影响全身多个组织和器官。

在免疫抑制剂的毒副作用中，对身体危害较大的有感染、肿瘤、高血压、糖尿病、肝肾毒性等。

肾移植术后用药原则

肾移植就是俗称的"换肾"，但这并不是用新肾去置换原来的肾脏，而是将新肾植入患者的体内，一般是髂窝部，来代替原来的肾脏工作。

肾移植患者是一类特殊的人群，为了保持移植肾持续有功能，必须终身服用免疫抑制药（同卵双生子之间的移植除外）。肾移植后药物的应用要非常科学。有些药物会增加免疫抑制剂的血药浓度，而有些药物则会降低免疫抑制剂的血药浓度。另外，一些药物本身就有肾脏毒性，应该避免使用。因此，肾移植术后用药一定要在医生的指导下进行。以下介绍的是肾移植术后用药的一些一般性原则：

（1）可能会增加免疫抑制剂血药浓度的药物：红霉素、交沙霉素、酮康唑、恬尔心、维拉帕米、胃复安、口服避孕药、甲基睾丸酮等。

（2）可能会降低免疫抑制剂血药浓度的药物：苯巴比妥、苯妥英钠、二丙级醋酸、利福平、异烟肼等。

（3）应该避免使用的药物：庆大霉素、卡那霉素、新霉素、多黏霉素、呋喃坦啶、万古霉素等。

（4）定期检测血药浓度：在免疫抑制治疗药物中，特别是环孢素A、普乐可复的剂量在患者体内的药物浓度必须达到一个稳定的浓度才能达到其治疗效果。这种

肾移植

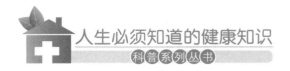

免疫抑制药物的有效治疗浓度和中毒浓度之间差距很小，而且不同个体对药物的吸收和代谢差异很大。因此，需要定期检测血药浓度，既要达到治疗效果，又要防止药物中毒。

(5)按时用药：移植肾作为一个外来物，时刻处于受者免疫系统的监视之下，一旦免疫抑制作用减弱，机体免疫系统就会对移植肾发起攻击，也就是排异反应。有时这种排异反应很微弱，可能没有临床症状，但肾脏的损害已经发生。因此，按时、按规定服药，使机体的免疫机制处于一种稳定的免疫移植状态，减少排异的发生率，延长移植肾的存活期就显得非常重要。

(6)定期随访：术后短期内，随着肾功能的恢复，机体的各个方面将发生很大的变化，肾功能的改善，食欲和营养状况的好转，体重就会增加，体重变化，免疫抑制药物的剂量就需要作一定的调整。肾功能恢复后，高血压、心脏病等也会得到一定的改善，这些都需要医生对患者的治疗方案作出调整。肾移植术后的一定时间内，病情逐渐稳定，药物剂量也要作一定的调整，而药物剂量的调整相当复杂，必须由移植医生根据病情结合血药浓度进行。因此，肾移植术后，患者必须进行定时、规律的随访。

肾移植后不可滥用抗排异药

持续应用免疫抑制剂是移植肾长期存活的必要条件。肾移植患者千万不可擅自停药，并应定期到医院复诊检查，向医生汇报病情及服药情况。

肾移植的抗排异治疗就是免疫抑制治疗，适用于除同卵孪生者外的任何肾移植患者，常见药物有：硫唑嘌呤、肾上腺皮质激素、骁悉、环孢霉素抗淋巴细胞球蛋白、单克隆抗T细胞抗体、FK506等。

每种药物都有其特定的副反应，比如说环孢霉素A就具有肾毒性，它可以导致：①移植肾少尿期延长，肾功能恢复延缓；②急性肾中毒，表现为移植肾功能恢复后

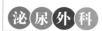

又出现尿量减少，血肌酐升高，内生肌酐清除率下降；③慢性肾中毒，长期应用环孢霉素A后，肾功能逐渐减退，严重者可导致慢性肾衰竭，常伴有重度高血压，肾穿刺活检可见血管硬化、肾小管空泡形成和肾间质纤维化。此外，该药可引起多毛及肝中毒等不良反应。因此，在用药过程中应定期监测血药浓度，根据血药浓度使用环孢霉素A有利于提高疗效，减少毒性反应。

持续应用免疫抑制剂是移植肾长期存活的必要条件。肾移植患者千万不可擅自停药，或更改药物剂量，并应定期到医院复诊检查，向医生汇报病情及服药情况。

肾移植

肾移植术后随访原则

肾移植术后患者一定要坚持定期复查，以便医生能及时发现问题，观察化验数据的变化，重新审视免疫抑制剂方案是否合理，一旦发现问题，可以及时迅速处理。这样，可使患者的移植肾功能不可逆转的恶化变为可以逆转，将慢性排斥的病理损害控制在最低限度，使患者带肾时间延长。

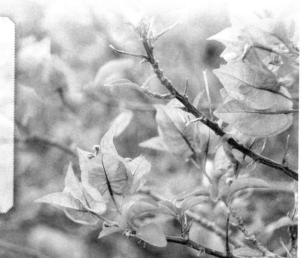

随访时间

◆ 术后2个月内：1周1次

◆ 术后2~4个月：2周1次

◆ 术后半年内：1个月1次

◆ 术后半年至1年：2个月1次

◆ 术后1~3年：3个月1次

◆ 术后3年以上：半年1次

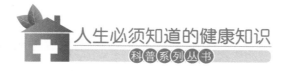

为什么肾移植后早期会出现多尿

移植肾的血液循环重建后，约有60%的患者会出现多尿，尿量每小时最多可以达到800~1200毫升，通常也维持在每小时大于200毫升。肾移植早期的多尿主要是由于患者在术前存在不同程度的水、钠潴留，肾功能恢复后，水分加速排出。另一方面，经过低温保存，肾小管对水、钠的重吸收能力受到了影响，这进一步加速了水的排出。因此，这一时期如何维持水电解质的平衡就尤其重要。术后的密切观察、正确评估和有效护理起着重要作用。

(1)维持进出水量平衡：根据尿量或出量，随时调节补液量和速度。

(2)肾移植患者术后24小时内补液原则：补液种类为5%葡萄糖液和乳酸钠林格氏溶液。当尿量<200毫升/小时，应控制补液速度；尿量在200~500毫升/小时，补液量等于尿量，葡萄糖与林格液之比为1：1；尿量>500毫升/小时，补液量等于尿量的70%，葡萄糖与林格液之比为1：2~1：3。同时，根据实验室检查结果补充钾和钙，以防止电解质失衡。

(3)每日定时进行血气分析和血电解质分析，以维持水电解质和酸碱平衡，尤其防止钾浓度异常和代谢性酸、碱中毒发生。

肾移植术后怎样护理

肾移植术后患者平卧6小时，移植侧下肢制动。术后前三天，患者可取低坡卧位，移植侧下肢可轻度屈曲，以减轻切口疼痛和血管吻合处张力，利于引流及愈合。可在床上多翻身，但禁止向移植侧翻身或突然改变体位，禁止移植侧下肢过度屈曲，以防压迫移植肾。嘱患者活动时若发现移植肾区牵拉痛应立即停止活动，并向医护人员汇报。移植侧下肢禁做静脉穿刺。

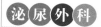

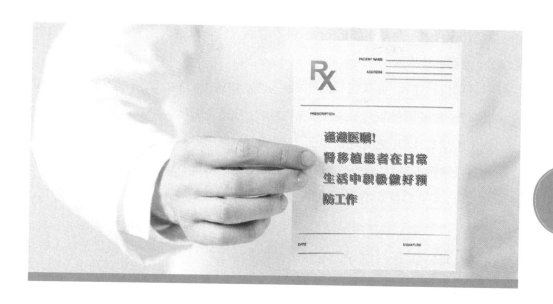

肾移植

肾移植在日常生活中如何预防感染

许多肾移植患者在日常生活中不注意预防感染,结果导致严重的后果。所以,应该在日常生活中积极做好预防工作,具体措施如下:

不吸烟不喝酒。

术后6个月内尽量不去公共场所,非去不可时要戴口罩,并减少逗留时间。

随气温高低适当增减衣服,气温过低时减少户外活动,外出戴口罩。

讲究个人卫生,养成饭前便后洗手的好习惯,在洗手前避免用手接触鼻、口;勤洗澡(最好是淋浴),勤换内衣裤,注意外阴部清洁;避免接触感冒及其他感染性疾病的患者;咳嗽或打喷嚏后洗手。

不要接触猫、狗、鸡等小动物,以免感染病毒、细菌和寄生虫。

不到人多拥挤的场所,必要时佩戴口罩(尤其是移植后3个月内)。

不要忽视皮肤小伤口,如擦伤、碰伤、抓伤、疖肿等,一定要消毒处理。

避免与患有感冒的亲戚朋友亲密接触,注意保持一定隔离,分用器具。

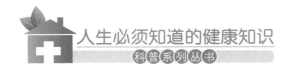

术后6个月内避免从事园艺工作，最好由他人代替；6个月后可以从事一定的园艺工作，但要佩戴手套。

不提倡饲养宠物，必要时可饲养水生动物，如鱼类、龟类等，一些短毛动物，如狗可以饲养。由于饲养猫有感染弓形虫的危险，应避免饲养。

使用柔软的牙刷，避免牙龈损伤。

室内经常通风换气，有条件的家庭，可做室内定期紫外线照射消毒。

勤复查，如有感冒尽早用药，把握不准及时就医。

肾移植术后能否生育

关于肾移植术后生育问题，通常认为肾移植后，服用某些免疫抑制药物，如硫唑嘌呤可以使男性精子数量减少，但仍能正常生育。对于女性患者则必须慎重考虑，一般来说，允许生育的肾移植妇女应该具备以下条件：

（1）年龄小于35岁，肾移植两年以上，身体健康状况良好。

（2）无明显高血压，无蛋白尿及排异反应史。

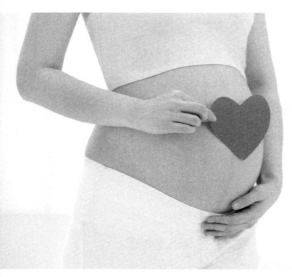

（3）近期静脉尿路造影无肾盂扩张，血清肌酐及尿素氮值均在正常范围。

（4）免疫抑制剂在正常维持剂量之内。

目前，国内外已有很多肾移植后生育的成功案例，如果肾移植后有生育要求，建议患者与移植医生和产科医生共同协商，制订合理的计划。

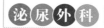

肾移植失败后还能再次肾移植吗

第一次肾移植术后，移植肾功能减退的原因有很多，主要是急慢性排异反应及患者本身依从性差，即不按医嘱、没有定时定量服用抗排异药物、不定期复诊、饮食方面不注意等。

受者高敏状态是影响再次移植效果的重要因素，高敏患者再次移植失败的概率明显上升。由于再次肾移植患者的免疫系统较活跃，组织相容性较差，尤其首次移植肾发生急性排异反应者，其再次肾移植时发生排异的危险性也大。此外，再次行肾移植术时，许多患者易出现不同程度的心理障碍。因此，再次、多次移植较首次移植难度相对增高。

肾移植患者首次移植失败后，可选择血液透析、腹膜透析或再次移植等治疗方法。通过大量临床资料表明，再次移植为最佳选择。但是，在等待再次肾移植的过程中，需要进行血液透析或腹膜透析，在此期间往往并发心血管疾病、病毒性肝炎等疾病，所以，再次移植前要进行一些必要的准备：

（1）完善各项检查，全面了解心、肺、脑、肝功能。

（2）合理的饮食和适当的药物治疗。

（3）充分的心理准备，消除紧张和忧虑的心理，增强战胜疾病的信心。

（4）术前应充分地进行血透，促进毒素排出，提高机体抵抗力。

（5）预防性使用抗生素。对免疫系统较活跃者，可于术前采取相应措施，减少排异反应发生率。

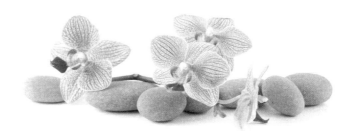

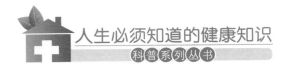
为什么肾移植患者的自我监护非常重要

肾移植手术后的2~8周后患者康复出院回到了家中,也就脱离了医护人员的监护,这时就要靠自我监护来及时地发现排异、感染和药物副反应的早期信号,以便及早治疗。

肾移植术后的前半年内,是影响到移植肾今后长期存活和整个命运至关重要的关键时期。术后前3个月是最容易发生排异反应的时期,排异反应可能影响到移植肾的长期存活。所以,早期发现、预防和治疗排异反应及药物的毒副反应是非常重要的。

教会患者做好一般观察和记录

(1)体重:对于肾移植的患者来说,体重的记录尤为重要。每天最好是在早饭之前,大小便之后测量,并且每天称体重时所穿的衣服要相对固定,以避免因衣服增减而导致所称体重的误差。

(2)尿量:肾移植的患者应每天记录24小时尿量,注意尿量变化和进水量的关系。

(3)体温:每天记录两次(晨起和午觉后)。

(4)服药种类和剂量:主要记录免疫抑制剂的增减和变化。

(5)学会自我触诊的方法:检查移植物的大小、软硬度、有无压痛等。

遵医嘱服药

移植术后患者必须每天严格遵守医嘱服药,切勿随意私自加药、减药、停药或者换药,以免诱发排异反应或导致药物中毒。

应告诉患者,哪些药物需要终身服用,不能随便改换的,哪些是阶段性的,可根据个人情况随时停药或更换的,药物的作用各有不同,有各自的规律。

(1)基础免疫抑制药:属于患者可以独立使用而且必须使用的药物,不可随意改动。

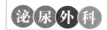

（2）辅助免疫抑制药：辅助基础免疫抑制药的药效，但其单独使用不足以抑制免疫反应，如果单独使用会使移植物的存活率大大低于预期值。此类药物多是阶段性的，可以转换的。

教会患者如何观察排异反应

（1）如何观察排异信号。

（2）排异反应的类型。

（3）排异反应的预防措施。

心理护理

由于激素和一些免疫抑制剂的作用，患者外貌可能会有所改变，比如出现痤疮、多毛症、体重增加、满月脸等。这时，尤其是女患者，很有可能为了外貌的美而擅自停止服用药物，影响了治疗。因此，我们会积极帮助患者克服自卑心理，使患者逐步回归社会，与正常人一样生活。

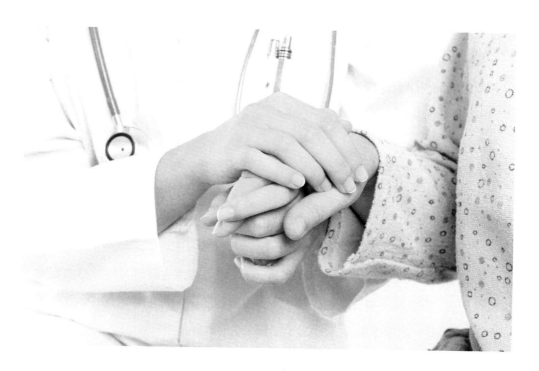

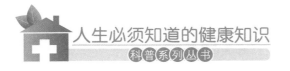
肾移植患者生活习惯上需注意什么

滋补品不乱用

肾移植术后，患者或家属均希望患者早日康复，而且国内都有中药进补的传统习惯，有些患者可能会产生寻求某些滋补品的念头。但这对于肾移植患者而言是不科学的，甚至是非常危险的。因为一些补品会增加机体的免疫力，这样就会干扰免疫抑制剂的作用，甚至诱发排异反应。

（1）提高免疫力的食物：白木耳、黑木耳、香菇、鳖。

（2）提高免疫力的中药：人参、蜂王浆、西洋参、党参、黄芪、枸杞。

（3）提高免疫力的药物：丙种球蛋白、干扰素、白介素、转移因子等。

目前，知道的药品中只有冬虫夏草的提取物"百令胶囊""金水宝"可以在增加免疫力的同时，不引起排异反应。但在服用这些药物之前，必须征求肾移植专科医生的意见。

戒酒

酒精可以干扰免疫抑制剂的药物吸收和代谢，可以增加肝脏、肾脏负担，可以增加心脑血管疾病的危险性；可以损害胃黏膜，对于糖尿病患者可以导致低血糖，可以增加痛风患者的血尿酸水平。有以上危险的肾移植患者应戒酒。

戒烟

肾移植患者与普通人群的吸烟率没有差异。肾移植患者吸烟可导致心血管病、支气管肺炎、癌症和移植肾功能丧失。肾移植患者术后所面临的风险中，心血管疾病在国外居第一位，在国内仅次于感染居第二位；处于免疫抑制状态的肾移植患者

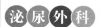

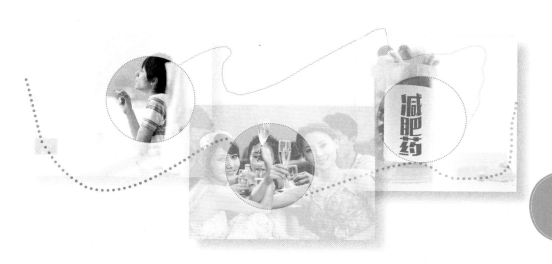

肾移植

一直是癌症的高危人群，也是各种感染的易感人群，甚至被看作社区"流感"的前哨站；吸烟可以增加肾移植患者的每一个致命危险。 尼古丁似乎成了肾移植患者的铁杆对头，对于尿毒症的患者"尼古丁"和"移植肾"只能选一个。

吸烟的患者肾移植术后一定要尽早戒烟，其实这在肾移植前就应该开始了。

减肥药不要吃

目前，大多数减肥药是靠降低消化吸收功能，加重排泄来减肥，经常服用会导致腹泻，将影响免疫抑制药物的吸收。有些减肥药含有脂肪替代物，也会干扰免疫抑制剂的吸收。推荐的减肥方法是减少能量摄入和长时间低强度运动结合，减少高脂食物用量，不吃肥肉，家禽去皮，炒菜少放油。另外，减肥幅度每周不要超过1千克。

不卫生的食品不要吃

由于免疫抑制剂的作用，肾移植患者免疫力降低，故选择食品一定要新鲜、质量好。外卖熟食应加热后再吃。禁用变质的食品，不吃剩饭剩菜。烹调食物要切成小块，烧熟煮透，避免外熟里生，尤其在炎热的夏季更应注意。此外，碗筷等要定期用开水煮沸消毒，方法是用开水煮10~15分钟，防止胃肠道感染而引起腹泻、呕吐。

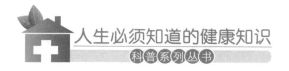
肾移植的年龄问题

对于小于2岁，体重10千克以下者，肾移植成功的机会小，即使移植成功，病儿的智力和体格发育也会受到严重的影响。趄过60岁的患者，可由于心、肺、胃肠道疾病影响存活率，20岁以下10年存活率较50岁以下者低，可能由于年轻者较年纪大的人排异反应更强烈。一般说来，活体肾移植者2~60岁为佳，尸体肾移植者6~45岁为佳。

一般肾移植后能存活多少年

回顾20世纪的医学发展，器官移植绝对是最重大的进展之一。如今在治疗一些终末期疾病时，器官移植已成为临床医生手中最后的"杀手锏"。受益于这项技术，许多生命垂危的患者有幸根治顽症，实现长期生存，最终甚至可以像正常人一样重返社会。

肾移植的存活时间一般以一年、三年、五年、十年的肾或人存活率表示，所谓肾存活是指肾脏有功能。肾移植在我国开展最早，也是比较成熟的一项技术。尽管肾移植近期疗效已经令人很满意，有关的资料表明：我国肾移植患者一年生存率大于95%，我国肾移植患者的10年存活率已经超过60%，目前最长存活时间超过40年。

目前，威胁肾移植患者长期生存最主要的问题是药物毒性、心血管疾病、病毒性感染、排异反应以及患者不能长期坚持听从医生的指导，依从性差等。心血管疾病是危及肾移植患者生命的首要因素，大约50%的肾移植患者死于心血管疾病。而造成心血管疾病的关键因素，则是移植术后高血压与高胆固醇血症。尽管抗排异药物近年的进步使肾移植患者术后生存率大大提高，但与移植手术本身相比，术后的医疗护理、合理用药、饮食锻炼、生活习惯等同样重要。

肾移植术后营养治疗注意事项

（1）术后前期及恢复期：除流质饮食1~2天外，均需供给低盐饮食，每日食盐

3~4克，最高为6~8克。

（2）严格限制简单糖：单糖和双糖及其制品，最好不用，水果每日不超过250克。半夜如有饥饿，可在睡前吃些水果。

（3）限制豆制品：术后3~6个月内，忌用豆类、豆制品及含蛋白质高的面制品，之后可据病情给予。

（4）限制胆固醇：饮食宜清淡，防止油腻，不要食用油煎、油炸的食品，限制含胆固醇高的食物摄入，如动物内脏、蛋黄、猪蹄、软体鱼、乌贼鱼等。同时，需增加含纤维素高的食品供给，如燕麦片。

（5）忌食提高免疫功能食物：如白木耳、黑木耳、香菇、乌鸡、甲鱼、红枣、蜂皇浆及中药补气、补肾的药物，如人参等。患者在使用各种保健品时，应谨慎从事，以免降低体内环孢霉素A的免疫抑制作用。

（6）注意补钙：免疫抑制剂可抑制钙的吸收，并增加排出。所以，患者在补充牛奶的同时，还要多食用其他含钙丰富的食物，如牛奶制品、鱼罐头、小虾皮、浓汁骨头汤及绿叶蔬菜等。钙的食物来源以奶制品为最好。

（7）选择复合碳水化合物的食物：在食用动物性食品，如鸡、鸭、鱼、肉、蛋时，必须同时食用米饭、面条、馒头、藕粉等，使所食的蛋白质能充分发挥作用。同时注意平衡膳食，一般吃8~9成饱，也可少吃多餐。

（8）预防肥胖：术后体重最好能维持在低于标准体重5%的范围内，以免影响体内环孢霉素A的用量。

（9）注意饮食卫生：由于免疫抑制剂的使用，机体免疫功能低下，故选择食品一定要新鲜，质量好，忌用腐败变质的食品。烹调食物时要切成小块，烧熟煮透。避免外熟里生。此外，容器碗筷等要定期消毒，防止免疫功能低下时引起的胃肠感染而致腹胀、呕吐和腹泻等。

（本章编者：陈湘龙）

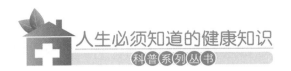

参考文献

［1］何长民, 石炳毅主编. 器官移植免疫学[M]. 北京：人民军医出版社, 1995.

［2］张磊, 杜林栋, 田野. 对国内肾脏移植中伦理问题的思考[J]. 中国临床医学, 2011, 18 (5)：721–722.

［3］薛武军, 郑瑾. 重视组织配型和供体特异性抗体监测在肾移植中的重要作用[J]. 器官移植, 2014, 3, 5 (2)：63–65.

［4］容松. 肾移植后急性排斥反应及免疫抑制剂的应用[J]. 中国组织工程研究, 2012, 16 (40)：7564–7571.

［5］陈江华, 韩飞. 移植肾急性排斥反应新认识[J]. 中华移植杂志（电子版）, 2010, 4 (3)：221–224.

［6］朱有华, 鲁可权, 王亚伟, 等. 老年患者肾移植临床分析[J]. 中华器官移植杂志, 2003, 24 (2)：111–114.

［7］马麟麟. 影响高龄肾移植受者预后的危险因素及预防[J]. 肾脏病与透析肾移植杂志, 2012, 21 (3)：249–250.

［8］孙晓毅. 小儿肾移植临床应用进展[J]. 中华小儿外科杂志, 2003, 24 (4)：360–362.

［9］郭应禄, 周利群主译. 坎贝尔–沃尔什泌尿外科学[M]. 第9版. 北京: 北京大学医学出版社. 2009.

［10］郭应禄, 胡礼泉主编. 男科学[M]. 北京：人民卫生出版社. 2004.

［11］世界卫生组织著. 谷翊群等译. 世界卫生组织人类精液检查与处理实验手册[M]. 北京：人民卫生出版社, 2011.

［12］FELDMAN HA, GOLDSTEIN I, HATZICHRISTOU DG, KRANE ed. IMPOTENCE AND ITS MEDICAL AND PSYCHOSOCIAL CORRELATES: RESULTS OF THE MASSACHUSETTS MALE AGING STUDY. J UROL. 1994, 151 (1)：54–61.

［13］朱积川. 男子勃起功能障碍诊治指南[J]. 中国男科学杂志. 2004, (1)：68–72.

［14］刘广华, 李汉忠, 夏溟. 多中心肾癌发生机制探讨[J]. 临床泌尿外科杂志, 2006, 21(8)：579 – 581.

［15］文娟娟, 周晓军. 肾细胞癌预后的影响因素[J]. 中华病理学杂志, 2013, 42 (12)：850 – 853.

［16］王翔, 杨罗艳. 肾细胞癌的诊治进展[J]. 国际泌尿系统杂志, 2006, 26 (3)：330 – 333.

［17］韩瑞发, 潘建刚. 中国人群膀胱癌发病危险因素的META分析[J]. 中华泌尿外科杂志, 2006, 27 (4)：243 – 246.

［18］王月生, 钟惟德. 现代膀胱癌发病因素的流行病学分析[J]. 现代泌尿生殖肿瘤杂志, 2010, 2 (6)：363 – 367.

［19］林文彬. 膀胱癌治疗方法的选择[J]. 当代医学, 2012, 18 (8)：101 – 103.

［20］王跃, 周文生. 前列腺癌诊断方法及研究进展[J]. 中华全科医学, 2010, 16 (9)：1626 – 1629.

［21］孔艳鹏, 冯蕾. 前列腺癌诊断方法的研究现状[J]. 中国介入影像与治疗杂志, 2009, 6 (4)：375 – 377.

［22］岳长久, 郭卫东, 陈晓春. 前列腺癌临床进展分析[J]. 中华临床医师杂志, 2013, 7 (7)：3087 – 3089.

参考文献

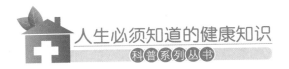

對同志對人民極端熱忱
對工作極端負責任

武警总医院泌尿外科医务人员合影